SWEET NOTHING

**나는 설탕 없이 살기로 했다**

옆구리 살, 모공, 다크서클이 없어지는 노 슈가 라이프

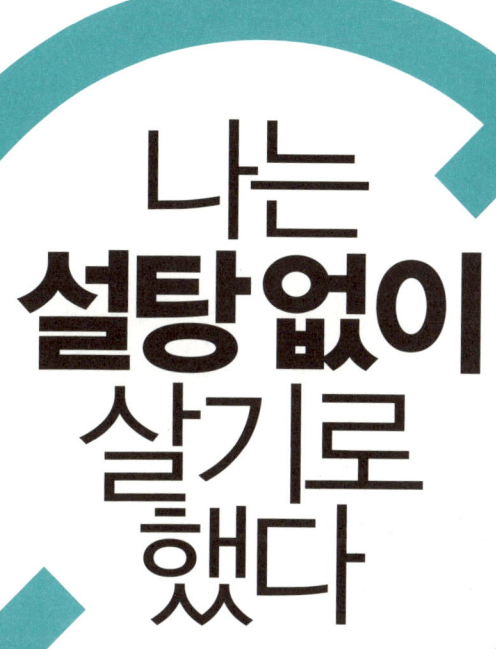

# 나는 설탕 없이 살기로 했다

니콜 모브레이 지음·박미영 옮김

ⅽ 청림Life

감사의 말

내게 아카데미 상을 탈 기회가 없어 다행이다. 이 감사 목록은 꽤나 엄청나니까 말이다.

고마운 사람들이 참 많다. 먼저 나를 따뜻하게 지켜봐준 가족들, 밀리, 틸다, 어슐라, 스펜서 그리고 줄리와 제인과 전 직장 동료를 포함한 사우스 코스트 친구들.

사회생활 초반기의 멘토이자 글쓰기로 살아갈 길을 열어준 엘사, 로저, 폴에게 큰 감사를 드린다.

이 모든 것은 〈보그〉 지에서 시작되었다. 이 책의 뿌리가 된 기사를 맡겨준 알렉산드라 슐먼과 조 엘리슨에게 감사드린다.

그리고 300여 쪽의 책을 쓰는 동안 나를 도와준 사람들이 있다. 홀리 파넷, 이안 마버, 아만다 힐스, 미카 엥겔, 워터하우스 영 의료진, 세실리아 드펠리스, 그레이엄 맥그리거 교수, 제임스 듀이건, 보디즘 체육관 팀의 리, 벡스, 티건, 앨버트, 마이크, 톰, 토비 그리고 나머지 여러분들, 스쿼트와 셰이크에도 감사를 전한다.

이걸 쓰는 동안 나를 참고 견뎌준 〈가디언 위크엔드〉 잡지의 모든 이들 클레어, 멜리사, 루스, 니나, 사이먼, 빔에게도 감사한다.

제인 스터록, 에마 스미스, 존 엘렉, 제시카 걸리버와 이 책을 6주 만에 끝낼 수 있다고 나를 설득한 오라이언 앤드 유나이티드 에이전트의 모든 이들에게. 그리고 로완 로튼, 당신에게 신세졌어요.

사랑스런 친구들인 니콜과 닉, 넬과 윌, 젬마와 스타크, 바비와 헬레나, 마야, 케이츠, 올리비아, 트레이시, 에마, 사라, 샘, 케이티, 케빈, 코스모, 미아, 아스펜과 내가 깜박한 모든 이들에게. 이건 다 너희 덕분이야, 너희는 최고야!

### 서문

*"그건 지방 때문이 아닙니다. 여러분, 지방 때문이 아니에요."*
  – 로버트 러스티그 박사, 《단맛의 저주》

더 젊어 보이고 날씬해지는 빠르고 쉬운 방법을 알려주겠다고 하면 여러분은 뭐라고 하겠는가? 더군다나 그건 부수적인 효과에 불과하다. 더 행복하고 자신감이 넘칠 것이며 잠도 잘 자고 더 이상 정크푸드 때문에 괴로워하지도 않게 된다.

가장 좋은 점은, 이 모든 변화엔 엄청난 금전적 투자도, 약도, 비싼 병원비도 필요 없다는 것이다.

관심이 가는가?

비결은 간단하다. 그저 설탕 섭취량을 줄이기만 하면 된다.

그 백색물질을 끊은 지난 2년 동안 이 모든 변화가 내게 일어났다. 2012년, 나는 자주 그래놀라, 스시, 과자를 먹고 칵테일, 생과일주스, 스무디 같은 달콤한 음료수를 마셨다. 인생의 황금기를 보내고 있다고 생각했다. 유일한 걱정거리는 현재보다 옷 사이즈가 두세 단계 위인 16사이즈<small>브랜드에 따라 차이는 있지만 대체로 허리 기준 31~33인치 정도에 해당한다~</small>
<small>옮긴이</small>라 종종 우울해진다는 것 정도였다. 오해가 없도록 말해두자면,
16사이즈라고 해서 뭐 잘못이란 얘기는 아니다. 그게 영국 여성의 평
균 사이즈라는 건 다들 아니까. 다만 왜 내 사이즈가 줄어들지 않는지
도무지 이해할 수가 없었다. 그야 내가 단 걸 밝히긴 하지만 운동도 하
고, 감자튀김이나 튀김 요리를 많이 먹는 것도 아니며, 느끼하거나 기
름기 많은 음식은 멀리하는데도 말이다. 어떻게 된 걸까? 나는 몸에
나쁜 건 포화지방이고, 나처럼 활동량이 많은 사람이면 섭취한 설탕의
열량 정도는 충분히 소비할 수 있다고 생각했다.

그게 아니었다.

설탕 함유량이 높은 식단은 모래시계형 몸매의 꿈만 망친 게 아니
었다. 2012년 봄, 당시엔 깨닫지 못했지만 고설탕 식단은 단기간에 급
격히 늘어가던 얼굴 잔주름의 원인이기도 했다. 전에는 피부 문제로
고민해본 적이 없었는데, 20대 후반과 30대 초반에 걸쳐 성인 여드름
과 색소침착<small>기미</small>이 생기기 시작했다. 그뿐만 아니라 점차 짜증이 늘어
갔고, 변덕스런 기분 때문에 모임의 중심이자 분위기 메이커였다가 다
음 순간 투덜이가 되어 사람들의 기분을 상하게 하기 일쑤였다.

나는 이러한 감정기복을 피곤 탓으로 돌렸다. 잠드는 데는 아무 문
제가 없었지만 자주 한밤중에 깨어났고 가끔은 몇 시간씩 말똥말똥한
채 있다가 아침에 일어날 시간이 다 되어서야 까무룩 잠들곤 했다.

그 당시엔 이 모든 것이나 호르몬이 엉망이 되어 불규칙한 생리주
기와 끔찍한 생리통에 시달리는 게 내가 섭취하는 음식과 관계가 있

으리라곤 전혀 생각하지 못했다. 체중과 음식이 직접적인 연관이 있다
는 건 알았지만, 다른 증상들은… 그게 먹는 것과 상관이 있을 수는 없
지 않나?

　당연히 상관있다! 2012년 6월, 내가 식단에서 대다수 설탕을 퇴출
하고 난 몇 달 만에 모든 증상이 저절로 좋아졌기 때문에 분명히 알게
되었다.

　나는 건강홍보 대사감은 아니었다. 20대 내내 일을 마치자마자 바
에 들러 좋은 화이트와인 한 병이나 더블 진토닉을 주문했다. 디톡스
나 해독 주스, 유행하는 온갖 다이어트는 제대로 해본 적이 없고 빵과
치즈를 끊으려고도 해봤지만 일부만 성공했다. 또 듀칸 다이어트탄수화
물을 제한하고 단백질을 많이 섭취하는 체중 관리법-옮긴이를 해서 한 2주쯤은 지켰
지만 결국엔 전과 똑같은 식단으로 되돌아갔다.

　사실, 나는 늘 잘못된 결정을 내리기로 유명한 편이었다. 아홉 살 때
여동생의 빈백천 주머니 안에 작은 플라스틱 등의 알갱이를 넣은 것-옮긴이 개구리 인
형을 화장실 변기에 넣고 내리기로 마음먹었다. 인형 속 알갱이가 물
에 불어 변기가 막히지만 않았다면 좋았을 텐데. 열여섯 살 때는 부모
님 허락 없이 발목에 문신을 하기로 결심했다. 가족 여름휴가 직전에.
'지워지는 거예요'라는 거짓말은 곧 탄로나고 말았다. 열여덟 살에는
집을 떠나 서섹스 해안 사우샘프턴에 있는 대학에 진학했는데, 해변
도시에서 공부하고 싶었기 때문이었다. 도착하기 전까진 전혀 몰랐다,
대학 홍보물에 실린 사진은 사실 30마일약 50킬로미터 떨어진 본머스라
는 것을. 사우샘프턴에는 해변이 없었다.

하지만 저설탕 생활을 하겠다는 결심은 내가 여태까지 내린 것 중 최고의 결정이었다. 처음엔 시험삼아(여름 대비 단기 몸매 관리 차원에서) 시작했지만 내가 먹은 음식을 분석해보니 한 가지 사실이 드러났다. 내 식단의 절대 다수(어리숙하게 건강에 좋겠거니 여겨왔던 것조차)가 설탕 범벅이었다! 건강에 좋지 않다고 알고 있는 음식은 아직 계산에 넣지도 않았다. 오후의 초콜릿, 가끔 먹는 케이크 한 조각, '에너지가 필요할 때' 마시는 코카콜라 캔⋯. 언젠가부터 단단히 잘못하고 있었던 거다.

이 책을 읽고 있다면 당신 역시 그럴 가능성이 높다. 속상해할 것 없다, 당신만 그런 게 아니니까. 전 세계적으로 10억 명 이상의 성인이 과체중이며, 그중 3억 명 이상이 의학적 비만 상태다. 영국에서는 2012년 국가보건서비스<sup>NHS</sup>의 〈비만 통계, 육체 활동과 식단〉 보고서에 따르면 전체 성인의 4분의 1 이상이 비만이다. 이 수치는 1980년 이후 세 배로 뛴 거다.

국가보건서비스는 설탕이 일일 칼로리 권장량의 10퍼센트까지 차지해도 안전하다고 말했다. 이는 여성의 경우 하루 50그램<sup>12.5작은술</sup>이며 남성의 경우 70그램<sup>17.5작은술</sup>에 해당한다. 개인의 연령, 체구와 활동량에 따라 달라질 수 있다는 일반적인 주의 문구가 달려 있긴 하지만, 많은 연구자는 이 수치가 더 낮아져 여성은 6작은술, 남성은 8작은술 정도가 되어야 한다고 주장한다.

또 우리가 실제로는 일주일에 평균 700그램<sup>175작은술</sup>이라는 엄청난 설탕을 먹고 있다고 추정한다. 심지어 몇몇 조사에서는 영국인이 매주 평균 238작은술의 설탕을 섭취하고 있다고까지 주장한다. 말도 안 되게 높지 않은가? 그 많은 설탕이 도대체 어디에 들어 있는 걸까?

해답은 가공식품이다. 가공식품엔 엄청나게 많은 당이 포함되어 있다. 믿지 못하겠다고? 레이첼스 오가닉 저지방 루바브 요거트 작은 통 하나엔 설탕 4.5작은술이 들어 있다. 오트밀 소 심플 애플과 블루베리 포리지엔 4작은술, 하인츠 크림 오브 토마토 수프 캔에는 5작은술, 오츠 앤 허니 네이처 밸리 그래놀라 바에는 3작은술이 들어 있다. 200밀리리터짜리 파인애플 주스 한 팩엔 6작은술이, 어마어마하게도 슬림패스트 한 캔에는 5.5작은술이 들어 있다…. 아직 우리 대부분이 가끔씩만 맛보는 '단것'은 나오지도 않았는데 말이다! 코카콜라 한 캔이 에너지를 불어넣어주는 이유는 설탕 8작은술이 함유되어 있기 때문이다. 마찬가지로 그 맛있는 하리보 젤리 한 봉지는 사실 그저 26작은술의 설탕에 다양한 향료와 젤라틴을 더한 것뿐이다. 부모님은 여동생 나탈리와 내가 어릴 때 포리지오트밀에 물이나 우유를 넣고 끓인 죽으로 아침식사로 주로 먹는다-옮긴이나 콘플레이크에 설탕을 넣지 못하게 했지만 이따금 허락해주셨던 켈로그 프로스트는 사실 37퍼센트가 설탕이다. 맙소사!

계속 예를 들 수 있지만 다들 감을 잡았으리라 믿는다.

어쩌다 이 지경이 되었을까? 언제 이 많은 설탕이 우리 식품에 살금살금 숨어들어오게 된 걸까? 이안 마버저명한 영양 상담가이며 건강한 식생활에 대해 여러 권의 책을 쓴 저자에게 물어보았다.

"1950년대와 60년대 들어 포화지방이 '나쁜' 것 또는 살찌는 것으로 인식되었는데, 그 이유는 그램당 9칼로리의 열량이 들어 있기 때문이었어요. 그램당 4칼로리인 탄수화물(그리고 설탕은 탄수화물이죠)은

'좋은' 것으로 여기기 시작했죠. 탄수화물은 지방보다 두 배를 먹을 수 있다는 논리예요. 1970년대에는 포화지방과 심장병의 연관성을 주장한 기념비적인 연구가 나왔어요(이후 여러 후속 연구에서 반론이 제기되었죠). 슬금슬금 지방은 가공식품에서 사라지기 시작했고 설탕이 그 자리를 대신했어요. 좋은 지방 섭취가 가져다주는 이점 따위는 사소하게 여겨졌죠. 설탕은 어째서인지 '살이 찌지 않는' 거고 지방은 '살찌는' 것으로 인식하게 되었어요."

그 어느 때보다 영국 사람들의 실제 설탕 구매량은 줄어들었음에도 소비량은 늘었다. 우연의 일치인지 아닌지, 성인 비만 수치는 2050년이 되면 현재의 네 명 중 한 명에서 두 명 중 한 명으로, 두 배가 늘어날 것으로 전망된다.

2014년 봄, UN 세계보건기구는 숨겨져 있는 설탕 첨가물(내가 위에서 언급한 부류)이 비만 위기를 부채질했다고 언급했다. 그래서 현재 우리의 설탕 권장섭취량을 반으로 줄이고 또 꿀, 시럽, 주스와 과일 농축액 등 천연 당분 섭취를 줄이도록 권고하는 방안을 고려 중이다.

다 좋은데, 어떻게 하면 된단 말인가?

사실 굉장히 간단하다. 그저 설탕이 들어 있는 제품을 사지 않으면 된다. 이 책에선 설탕 첨가물이 많이 든 제품 구별법을 알려준다. 지난 2년 동안, 나는 포장 뒷면 성분표의 숫자를 통해 감을 잡게 되었다. 제품에 들어 있는 설탕 그램 수를 4로 나누면 작은술티스푼로 얼마 분량인지 나온다는 걸 알아두자.

설탕 첨가물의 섭취를 줄이기만 해도 건강과 외모가 나아진다. 나는 더 나아가서 과일 섭취량도 제한했다. 그동안 지나치게 많이 먹고 있었기 때문이다. 자주 아침으로 과일 샐러드, 오전 중반에 바나나 한 개, 점심식사 후 파인애플 조금, 오후에 포도 한 송이와 귤 한두 개를 먹었다(그러면서 일하는 내내 자리에서 별로 움직이지도 않았다). 과일을 연달아 먹는 것이 건강한 식습관이라 생각했고 정말로 하루에 과일을 다섯 번씩 먹어야 할 필요는 없다는 사실을 몰랐다. 지금은 아침으로 베리 종류를 먹을 때도 있긴 하지만 대신 채소를 훨씬 더 많이 식단에 넣었다. 또 꿀, 메이플시럽, 아가베시럽(잘 모르는 사람들을 위해 설명하자면 남미의 선인장 같은 식물에서 나온다)과 기타 시럽 종류의 섭취를 엄격히 제한하고 파스타, 흰쌀밥, 빵 등 GI지수음식이 얼마나 빨리 체내에서 당으로 변하는지를 나타낸 수치가 높아 먹을 때 혈당치가 치솟게 되는 식품 역시 줄이려 애썼다.

이게 다 뭐가 뭔지 모르겠다고 걱정할 필요는 없다. 이후에 상세히 설명할 테니까.

듣기 좋은 말로 꾸미는 일도 없을 것이다. 2년 전 나는 내가 먹고 있는 것에 무지했다. 대다수의 설탕을 끊고 나서 처음 3주는 힘겨웠고 가끔은 해내지 못할 것만 같았다. 유혹과 갈망도 있었다. 하지만 결과는 꽤나 즉각적으로 나타났다. 몇 주 만에 날씬해지고, 피부도 수면도 나아졌다. 마침내 갈망에서 벗어나 오랜만에 내 삶의 주도권을 찾은 기분이었다. 이제 저설탕 정책을 유지하기가 제법 쉬워졌다. 나는 엄청나게 마른 건 아니고 사이즈 10~12허리 기준 27~30인치 정도-옮긴이지만 살이 훨씬 덜 출렁거리게 되었다. 몸매가 좀 날씬해지고 나름 피부도 깨끗해졌다. 아기처럼 곤히 자고 훨씬 더 상냥한 사람이 되었다. 배가 고픈 일이 거의 없고 숫자나 칼로리를 신경 쓰지 않고 표도 참고하지 않게 되었다. 민트 초콜릿칩 아이스크림이 당기지 않는다고 한다면 거짓말이겠지만, 이제 단것으로 스스로에게 보상할 필요를 느끼지 않는다.

그렇다고 설탕을 악마라고 생각하진 않는다. 설탕은 악마가 아니다. 적당히 먹는다면 독도 아니다. 조금씩 이따금 정도라면 해가 되지 않는다. 하지만 지금의 우리처럼 다량으로 섭취한다면 완전히 다른 문제다.

미리 말해두지만 나는 전문가가 아니다. 영양사나 의사, 피부과 전문의도 아니다. 여러분이 설탕 의존증을 끊도록 돕기 위해 전문가와 많은 이야기를 나누었지만 혹시라도 이게 자신에게 맞는지 의심이 든다거나, 과체중이거나, 뭐든 복용하는 약이 있거나, 무슨 이유에서든 병원에 다니고 있다면 시작하기 전에 꼭 전문 의료인과 상담을 하자.

이 책은 나의 이야기, 건강과 즐거움 사이에서 균형을 찾고자 하는 평범한 30대 초반 여자의 이야기다. 나는 저설탕 생활 방식을 택했다. 여러분이 이 책을 샀다는 사실은 이미 스스로의 삶을 개선하기 위해 한 걸음 내딛었다는 의미다. 이제 나아가자.

SWEET NOTHING

# 차례

# 1장

## 나의 달콤한 인생

'포기하고 싶은 생각이 들면
왜 시작했는지를 떠올려보자.'

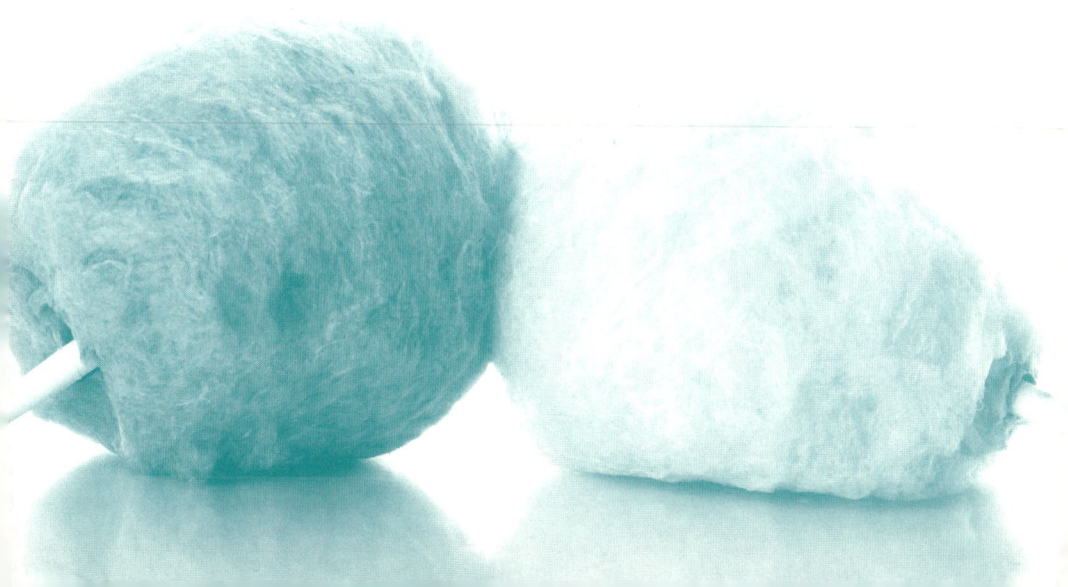

열한 살 때, 나는 부엌 쓰레기통에서

사과 크럼블을 주워 먹다 들킨 적이 있다. 우리 가족(당시 아홉 살이던 여동생 나탈리, 엄마, 아빠, 그리고 나)은 전부 식당에서 저녁 식탁에 둘러 앉아 느긋하게 일요일 메뉴인 로스트 비프를 즐겼지만, 나한테 있어 고기와 채소는 서막에 지나지 않았다. 본 공연은 늘 엄마의 홈메이드 크럼블이었다.

우리 집이 지어지기 전 1930년대, 서섹스 워딩의 우리 동네에는 과수원이 있었다. 그래서 다들 정원에 요리용 사과나무가 최소 한 그루는 있었고, 매년 오래된 비닐가방을 들고 정원을 돌아다니며 사과를 주워 모으고, 상한 것은 퇴비 더미에 던져넣는 게 나와 나탈리의 일이었다. 혹시 벌레가 든 걸 줍기라도 하면 진저리치는 비명소리가 울려 퍼졌다. 할아버지 할머니나 부모님 친구분들 몫으로 따로 챙겨두고, 나머지는 몇 주 동안 두고두고 먹곤 했다.

당연히 크럼블이 꽤나 자주 식탁에 등장했는데 토핑 만들기는 우리 자매 몫이었다. 버터, 설탕, 밀가루에 가끔 시나몬을 살짝 더해 비비는 게 전부라는 점을 고려하면 대단한 일은 아니었다. 나탈리와 나는 물론 그사이 달짝지근한 버터 덩어리를 날름날름 집어먹곤 했는데, 솔직히 말하자면 그게 우리가 기꺼이 집안일 돕기에 나선 이유였다.

단언컨대 엄마의 크럼블은 겨울날 일요일 점심식사에서 제일 맛있는 요리였다.

어느 일요일 오후, 저녁상을 치우고 디저트 시간이 되었을 때 당연히 나는 크럼블을 한 번 덜어 먹었다. 토핑은 황금빛 도는 갈색으로 완벽하게 구워져 바삭바삭하면서도 부드러웠다. 건포도와 시나몬이 송송 박혀 있고 녹은 설탕이 뒤덮여 있었다. 으으음. 나는 커스터드를 붓고 와구와구 먹어치웠다.

다른 사람에겐 한 번으로 충분했지만 나는 더 달라고 했다. 어머니는 당연히 '에게' 소리가 나올 만큼만 떠주셨다. 식구들은 식탁에 둘러앉아 내가 먹는 사이 잡담을 나누었다. 부모님은 '그만하면 충분하지 않니?'라고 말하는 듯 약간 못마땅한 눈길을 던졌다.

충분하지 않았다.

두 그릇째를 다 먹고, 나는 식탁 가운데 접시로 손을 뻗어 크럼블 토핑을 집어 먹었다. 그러자 아버지가 나섰다. 나는 식탁 예절에 대한 연설과, 손으로 먹는 것에 대한 설교 그리고 적당히 먹었으면 수저를 내려놓을 줄 알아야 한다는 현명한 조언이 포함된 엄한 나무람을 들었다. 내 통통한 손은 비유적으로 말하자면 꽁꽁 묶인 셈이었다.

하지만 나는 참지 못했다. 달콤한 토핑 생각이 뇌리를 떠나지 않았다. 열한 살 나이에 잘 차린 저녁에 더해 디저트 두 그릇을 다 먹었으니 배가 고프진 않았다. 사실, 거북할 만큼 배가 불렀던 기억이 난다. 그러나 여전히 더 원했다. 그 크럼블을 몽땅 먹어야만 할 것 같았다. 억누를 수 없는 충동이었다.

그래서 상을 치우고 부모님이 와인 한 잔을 들고 거실에서 쉬고 있을 때, 나는 라디오 1 차트쇼를 카세트에 녹음한다는 명목하에 부엌에 남았다. 그러고는 군사작전 세우듯 크럼블 공략 계획을 짰다. 우선 절대 누가 들이닥치는 일이 없도록 연막을 쳐야 했다.

문에는 평상시와 같은 주의사항을 붙였다.

'모두들 조용! 녹음 중!'

1단계: 달콤하고 느끼하고 바삭한 크럼블 위치 파악하기

남은 게 거의 없다는 건 알고 있었지만 상관없었다.

2단계: 발견하면 먹어치우기

오래 걸리지 않았다. 그건 부엌 쓰레기통에 있었다. 나는 단념하지 않고 손을 집어넣어 채소 껍질 사이를 더듬어 크럼블을 찾아내 꺼내서는, 바닥에 앉아 토핑을 손으로 집어먹었다.

창피하게도 그 순간 아빠가 들어왔다. 아빠가 문에 붙인 주의사항을 무시하는 바람에 나는 블랙박스의 〈Ride on Time〉 녹음을 망쳤으며 뭘 하고 있었는지 들통나고 말았다. 부엌 쓰레기통을 뒤져 먹었다고 창피하게 다 소문났다.

그 후 벌어진 일은 역사의 뒤안길로 사라지도록 묻어두는 것이 최선이겠지만, 간단히 요약하자면 부모님은 왜 딸이 이미 충분히 먹고 나서도 음식을 찾아 쓰레기통을 뒤졌는가 하며 경악해했다. 답은 물론 내가 욕심이 많아서였다. 하지만 단순히 욕심의 문제만은 아니다. 만족할 줄 모르는 내 식욕은 순전히 단것에만 한정되어 있었다.

날씬한 동생 나탈리가 요크셔 푸딩영국에서 로스트 비프에 곁들여 먹는, 밀가루와 달걀 등으로 구운 음식-옮긴이을 더 찾았다면, 나는 비에네타 아이스크림을 먹겠다는 목적으로 저녁식사를 후다닥 해치워버리는 통통한 아이였다. 회오리감자니 몬스터 먼치옥수수 스낵 과자-옮긴이 따위는 질색이었고, 아침으로는 토스트보다는 콘프로스트를, 용돈으로는 맥도날드 버거 대신 밀크셰이크에 담가 먹는 감자튀김(직접 시험해보기 전엔 말하지 말 것)과 셔벗 핍 사탕 한 통을 택했다.

별로 듣기 아름답지 않은 이 식탐 이야기를 털어놓은 데는 이유가 있다. 다행히도 내가 쓰레기통을 뒤져 음식을 꺼내 먹은 지는 꽤 오래되었지만, 21년이란 세월을 뛰어넘어도 내가 즐기는 음식 측면에서는 거의 변한 것이 없었다. 물론 입맛이 좀 더 세련되어졌다. 즉 비에네타 아이스크림을 블루베리와 레몬 밀푀유로, 콘프로스트를 그래놀라로, 밀크셰이크를 근사한 모히토, 셔벗 핍 사탕을 커다란 스위트 팝콘 한 통으로 바꾸면 서른두 살의 내가 되는 것이다. 어린 시절의 젖살도 다 떨쳐내지 못해 키 178센티미터에 옷 사이즈는 14~16이고 몸무게는 80킬로그램이 넘었다.

그러다가 2012년 6월 25일, 자전거로 10킬로미터를 달려 출근하는 길에 나는 불현듯 설탕을 끊기로 결심했다. 몇 달에 걸친 숙고 끝에 '유레카!' 하는 순간이 있었던 것도 아니고, 체중계와 직면한 것도 아니었으며(사실 체중계를 집에 둔 적이 아예 없다), 생활을 바꿔야겠다고 결심하게 만든 건강상의 위기가 있었던 것도 아니고, 극단적인 영양 전문가의 말발에 휘말린 것도 아니었다. 그냥 한동안 평소보다 컨디션이

안 좋았고, 그런 상태가 지긋지긋했다.

첫 아이의 결혼식을 지켜보는 부모처럼 나는 그날 일을 생생하게 기억한다. 따뜻하고 맑은 월요일, 윔블던 테니스 챔피언십 대회 첫날이었고, 비 오는 봄과 남자친구와의 결별을 겪은 지 얼마 안 된 후라 길고 긴 한 주를 앞두고 맑은 공기나 좀 쐬자고 마음먹었던 터였다. 허세용 파슐리 자전거의 먼지를 털고 런던 남부 브릭스턴에 있는 내 원룸 아파트에서 서부 켄싱턴의 신문사로 나섰다.

천천히 자전거를 타고 배터시 공원을 가로질러 앨버트 다리로 템스강을 건너며 나는 요즘 왜 이렇게 몸이 늘어지나 고민했다. 피곤이 사라지지 않는 게 너무 걱정되어 혹시 모르는 사이 가스에 중독되고 있는 것은 아닌지 확인하려고 일산화탄소 탐지기까지 얼마 전에 구입한 참이었다. 하지만 가스중독은 아니었고 미스터리는 계속되었다.

내 생활, 건강이 통제 불능 상태로 빠져드는 기분이었다. 남자친구와 깨진 지 얼마 안 되었고 직장에서도 여러 가지가 속을 썩였지만, 그것만으로는 비싼 비타민을 섭취하고 좋은 음식을 먹고 열심히 운동하는 평균적인 젊은 여자가 2년이 좀 넘는 사이 편도선염을 열 번이나 심하게 앓은 이유가 설명되지 않았다. 도대체 왜 헬스클럽에다 개인 트레이너까지 두고 운동을 하는데 여전히 과체중일까? 왜 푹 자지 못하고 밤에 깨어나며 그런 다음에 도무지 다시 잠이 오지 않을까? 10대 시절엔 그렇게나 피부가 좋았는데 지난 몇 년 사이 이따금씩 여드름이 났고 조심하며 비싼 화장품을 쓰고 관리를 받아도 도움이 되지 않았다. 잔주름과 큰 모공(둘 다 피부 조기 노화의 뚜렷한 징후다)이 꽤 눈에 띄게 되었다. 생리주기도 엉망이고 생리통이 심했다. 퉁퉁 부은 눈 아래엔 다크서클이 아예 자리를 잡았고 아침에 일어나면 초콜릿 비스킷 한 봉지 생각이 간절했다. 과자에 대한 갈망은 하루 종일 계속되었고 단것을 먹지 못하면 짜증이 났다. 어쩌다 이렇게 되었을까?

멍한 내 머리 상태로는 아무것도 납득이 가지 않았다. 그래서 이런 상황이라면 늘 하던 행동을 했다. 뭔가 착한 일을 했다는 핑계를 만들어 스스로에게 보상을 주는 데 집중했다. 내 계산으로는, 그날 아침 자전거로 출근을 했으니 평소처럼 건강에 좋다고 여겨온 르 팽 코티디앵의 그래놀라 파르페를 상으로 먹을 만했다. 르 팽은 런던과 뉴욕을 천천히 점령해가는 근사한 벨기에 카페 체인점으로 우리 회사 바로 맞은편에 지점이 있었다. 거의 매일 아침 10시쯤이면 곧장 거기로 향하는 나를 볼 수 있을 것이다. 이날 아침도 다르지 않았다.

대다수 사람들은 그래놀라 파르페가 뭔지 모를 테니 설명하겠다. 커다란 플라스틱 컵에 3분의 1은 저지방 플레인 요거트, 3분의 1은 그래놀라 오트밀, 견과류, 씨앗류, 건과일이 들어가 있는 구운 무슬리 믹스로 종종 꿀이나 아가베시럽, 설탕으로 단맛을 낸다, 나머지 3분의 1은 과일 샐러드로 채워진 거다. 거기에 나는 보통 큰 컵으로 생오렌지주스를 시킨다. 내 생각에 그건 맛있고 몸에도 좋다.

그걸로 아침은 해결되었고, 계속 자전거를 달리며 점심으로는 뭘 먹을까 궁리하기 시작했다. 아하, 직장 동료 올리비아와 초밥을 먹으러 가기로 했었다. 초밥 식당까지는 걸어서 왕복 30분이 걸리는데다 초밥도 건강식이니 사무실 책상에서 대충 점심을 때우는 것보다 훨씬 좋지 않은가.

퇴근 후엔 새로 연 금주법 시대 스타일의 바에서 친구와 만나 칵테일을 하기로 오래 전부터 약속해놔서 취소할 수 없으니, 나가기 전에 그냥 간단하게 파스타나 뭔가를 먹고 바에서 돌아오면 그냥 침대에 쓰러져야겠다고 생각했다. 식단을 다 결정했으니 최소한 오늘 한 가지 과제는 해결했구나 싶어 회사가 가까워지는 게 반가웠다.

그러다 6파운드짜리 아침식사(정말 날강도다)를 들고 나오면서 퍼뜩 깨달았다. 르 팽 코티디앵에겐 대단히 미안하지만(여기는 슈퍼 곡물 퀴노아 샐러드 같은 건강에 좋은 멋진 음식도 많다), 그래놀라 파르페는 매일 먹기엔 아무래도 설탕이 엄청나게 많이 들었다는 결론을 내렸다. 그리고 오렌지주스. 아주 날씬한 내 친구 제인은 여러 해 동안 과일주스는 악마의 음료라고 주장해왔는데 '과일의 당분은 전부 들어 있으면서 몸에 좋은 과육과 섬유소는 하나도 없기' 때문이란다.

갑자기 겁이 덜컥 났다. 내가 먹던 비싼 아침식사는 생각보다 훨씬 영양적 가치가 떨어질지도 모른다.

파르페와 주스를 들고 터벅터벅 사무실로 들어서며 점심 계획을 검토했다. 아침이 거하다 해도 점심이 건강하다면 그렇게 나쁘진 않겠지? 초밥은 전 세계적으로 슈퍼모델과 연예인들의 단골 메뉴니까, 몸에 좋을 게 분명했다.

잠깐 인터넷 검색을 해보니 포화지방은 적을지언정, 초밥은 내가 여러 해 동안 상상했던 것처럼 다이어트가 되는 음식하고는 거리가 멀었다. 생선 부분은 훌륭하지만(그 조그만 조각이 나빠봐야 얼마나 나쁘겠는가?), 쌀밥체내에서 당류로 바뀌는 정제 탄수화물에다가 설탕과 달콤한 조리용 맛술인 미림을 넣어 잘 뭉친 거다. 어떤 사람은 내 단골 점심인 생선초밥을 '설탕 폭탄'이라고도 부른다.

잠깐, 뭐라고?

내 '건강한' 식사가 설탕범벅이라니? 거기다 종종 점심 전에 자리에서 바나나나 건포도(달콤한) 또는 다른 건과일(마찬가지) 한 줌을 간식으로 먹곤 했다. 내 간식은 늘 단것이었다. 단백질은 거의 먹지 않았다. 한순간에 세상의 중심이 바뀌었다. 음식에 설탕을 추가하지 않고 포화지방도 많이 먹지 않으니까 스스로 건강하게 먹고 있다는 착각에 빠져 살아온 것이다.

이날뿐이 아니다. 비록 점심으로 버거나 피자, 피시 앤드 칩스를 먹는 건 생각조차 하지 않았지만(살찌니까) 흰쌀 점심, 몇 시간 후 초코바 하나 또는 조각 케이크, 오후 4시엔 포도, 파인애플, 말린 망고와 다이어트 콜라(또는 유난히 힘겨운 날엔 진짜 콜라)를 간식으로 즐겁게 먹곤 했다. 낮부터 저녁까지 끊임없이 귤이며 포도를 집어먹었다. '과일이나 채소를 하루 다섯 번' 정도가 아니라 열 번, 그것도 거의 과일로만 먹고 있었다.

내가 다니는 직장은 스트레스가 높고 오랜 시간 일해야 하는 분위기였다. 일찍 퇴근한다고 해봐야 집에 가면 8시다. 전자레인지용 냉동요리로 때우려는 충동에 넘어간 적은 없지만(아예 집에 전자레인지를 들여놓지 않았다) 자주 스위트 칠리소스와 밥을 곁들인 '건강에 좋은' 볶음요리나 파스타를 먹고는 레드와인 한 잔을 들고 소파에 쓰러졌다.

그런 날은 나은 편이었다.

하지만 제대로 쉬지도 못하고 12시간씩 일하고 나서 10시에 사무실을 나서는 날도 드물지 않았다. 하루 종일 죽어라 일하고 난 참인데 가게들은 닫았고 냉장고에도 먹을 게 없었다. 그런 경우 뭐든 냉동실에 있는 것, 말하자면 벤 앤드 제리 쿠키 도우 아이스크림 반 통(비상 비축품)과 레드와인 한 잔이 저녁이 되었다.

웃기지만 포장음식은 건강에 좋지 않다고 생각해서 자주 먹진 않았지만 사올 때면 태국 음식을 택했다. 그래서 그것도 검색을 해보았다. 태국 음식은 가장 달콤한 요리에 속했다. 스위트 칠리 딥이 확실한 예겠지만, 그보다는 눈에 덜 띄긴 해도 야자설탕이 거의 모든 소스나 카레에 들어간다. 전에는 한 번도 그런 생각을 하지 못했다.

나는 친구들과 어울리기를 좋아하고, 다행히도 좋은 친구들을 많이 사귀었다. 하지만 우리의 1순위 취미는? 모여서 저녁 먹고, 칵테일과 수다였다.

'바텐더, 저는 피냐콜라다 한 잔이요. 아, 그리고….'

6월 25일 아침, 나는 멍해졌다. 오랫동안 음식을 사랑해온 나는 연애에서와 마찬가지로 나쁜 상대에 빠진 게 분명하다. 단것은 내게 많은 것을 가져가놓고선 아무것도 주지 않는 친구였다. 영양학자들은 과일, 채소, 유제품 등에서 자연적으로 생기는 것이 아닌 정제설탕은 영양적 측면에서 사막이나 마찬가지라 여긴다. 정제설탕은 우리가 칼로리 단위로 인식하는 단기 에너지는 손쉽게 제공할지는 몰라도 영양적이점은 전혀 없다. 공허하다. 몸에 아무것도 주지 않는다. 천문학적인 매출을 올리는 식품 산업은 우리를 현혹시키려 하고 있으나, 많은 이들이 주장하는 바에 따르면 우리 몸은 당에서 에너지를 얻을 필요가 없다. 즉 내가 자전거에 오르기 전 초코바나 과일 스무디 또는 커다란 바나나가 '필요하다고' 생각하는 것은 맞지 않다는 뜻이다.

그 6월 아침, 인터넷 검색을 통해 대다수 영양학자들이 정제설탕은 우리 식단에 전혀 필요 없다고 여긴다는 사실을 알게 되었다. 그렇지만 내 식단에서 단것을 뺀다면 남는 게 별로 없었다.

나는 혼란에 빠졌다. 그때까지 균형 잡힌 식사를 하고 있다고 생각했는데… 아니 '건강한 식단'이었다. 언제나 '하루에 과일과 채소 다섯 번'을 꼬박꼬박 지켰고 물을 많이 마셨으며 아침으로 구내식당 베이컨 샌드위치를 시키거나 출근길에 팽 오 쇼콜라를 허겁지겁 쑤셔넣을 생각은 꿈도 꾸지 않았다. 가니시주요리에 딸려 나오는 것는 감자칩보다 밥을 선택했고, 튀김은 절대 먹지 않고, 고기도 가능한 한 적게 먹으려 했다. 사실 나는 스물일곱에 돌연사로 이어질 수 있는 유전질환인 비대성심근증 진단을 받았기에 남들보다 더 조심한 편이다. 이 질환은 심장 근육이 군데군데 두꺼워져서 베타 수용체 차단제를 매일 복용해야 한다.

적당한 음주(언론인에겐 쉬운 일이 아니다), 저지방 음식과 충분한 운동이 평소 내 수칙이 되었다. 하지만 아무리 열심히 운동하고 애써도 배와 옆구리에 달라붙은 10여 킬로그램은 떨쳐낼 수가 없었다. 의학적 근거 없이, 나는 베타 수용체 차단제 탓이라고 자가진단을 내렸다. 아마 그것 때문에 신진대사가 둔해졌나 보다. 나는 팔다리는 제법 날씬한데 희한하게도 등살이 많았다. 어쩌다 탈의실 후면 거울에서 얼핏 눈에 들어오게 되는 브라 끈 아래 그 부분? 으윽. 내 배는 크고 둥그렇지는 않았지만 앉으면 겹겹이 겹쳐졌다, 어쩌면 서 있을 때도. 어떤 노력을 해도 그 살들은 어쩔 수가 없었다. 마치 군살을 접착제로 붙여놓은 것만 같았다.

내게(또는 남자친구들에게) 있어 몸무게가 큰 문제였던 적은 없었고 못된 말을 들은 적도 없었지만 똥배 때문에 자신감이 줄어들었다. 정신적으로 균형 잡힌 사람이라면 다들 알다시피 외모가 인생의 전부는 아니지만, 나는 겉보기만이 아니라 몸 상태도 좋지 않았다.

그래서 2012년 6월 25일, 설탕을 끊기로 결심했다. 단순히 허리둘레만이 아니라 여러 변화를 가져오고 싶었다. 또 사실 나는 오늘은 뭘 먹으면 되고 내일은 뭘 먹으면 안 된다는 식의 다이어트는 생각만 해도 짜증이 난다. 슬리밍 월드, 웨이트 워처스, 라이터 라이프 등의 온갖 프로그램을 했지만 소용없었던 주위 사람들을 지켜본 결과 그런 식이요법이 장기적으로는 통하지 않는 경우가 많다는 결론도 진작에 내렸다. 성공담이 더 많고 그 식이요법 자체가 잘못되었다는 얘기는 아니지만 많은 이들에게 있어 영원히 그렇게 산다는 건 거의 불가능하다고 생각한다. '다이어트'는 사람들을 불행하게 만들고 장기간 지키는 게 불가능한 말도 안 되는 규칙을 강요하는 경우가 잦다. 음식을 '죄악'으로 분류하고 하루에 일정 분량만 먹게 하는 식이요법은 음식에 건강한 마음가짐을 가질 수 없게 한다는 것이 내 오랜 견해다.

설탕 섭취량을 줄이는 건 언제 어디서든 할 수 있다. 점수 시스템도,

칼로리 계산도 필요 없다. 규칙은 간단하다.

· 술 금지(허걱)
· 가공식품 금지 – 케이크, 빵, 사탕, 비스킷, 아이스크림, 푸딩, 소스 등
· 인공감미료 금지 – 인공감미료는 미각을 망친다(하버드 대학 연구 자들이 발견한 네오탐은 설탕보다 7천 배에서 1만 3천 배까지 달콤하다)
· 과일 섭취량 극도로 제한 – 대신 채소 섭취량을 늘려 영양소를 얻는다

가능하면 정제 탄수화물로 만들어지는 파스타, 빵, 흰밥, 정제 시리얼과 감자 등, GI지수가 높은 모든 음식을 피하고자 했다. 이런 음식을 먹으면 인슐린이 분비되어 섭취한 설탕을 지방으로 변환시킨다. 몸에, 두뇌에, 허리선에 좋지 않다.

엄청난 생활의 변화를 각오해야 했다. 늘 스스로를 건강 영양학자 질리언 맥키스보다는 미모의 스타 셰프 나이젤라 로슨에 가깝다고 여겨왔던 내가 설탕과 그에 따르는 모든 즐거움을 버린다면 음식뿐 아니라 생활 전체가 뒤바뀔 것이다. 무엇보다 나는 배가 고프면 기분이 나빠진다. 여태까지 먹던 대다수 음식을 끊어야 한다면 기분이 어떨지는 충분히 예상 가능했다.

인간관계는 어떨까? 친구가 남아나기는 할까? 친구들도 전부 나와 비슷했다. 유쾌하고 활달한 젊은 여성들로 내가 아는 한 음식에 연연

하지 않았다. 난 정말이지 식당 메뉴에 먹을 게 없다는 이유로 미리 집에서 먹고 밖에선 배고프지 않은 척하는 그런 까다로운 여자가 되고 싶진 않았다(런던에서는 이런 일이 꽤나 자주 있다).

요리도 문제다. 또 디저트 없이 무슨 재미로 밥을 먹지? 거기다 빵 굽기를 좋아하는 내가 만든 공기처럼 가벼운 초콜릿 브라우니 한 판이면 거의 모든 병이 싹 낫는데 그것도 끊어야 하는 거잖아! 다른 사람의 저녁 초대는 어쩐다? 한두 잔의 술과 디저트 없이 어떻게 모르는 사람들과 수다를 떨고 즐길 수 있을까?

연애 문제도 있다. 내가 마지막으로 사귀던 남자를 계속 만나고 있었다면 설탕을 버린다는 생각은 꿈에도 못했을 거다. 정말이지, 내 설탕 섭취량이 심하다고 생각한다면 그 사람 얘기를 들어봐야 한다. 늘 파티가 생명이었고 중심이었던 그는 인생을 즐기도록 날 끌어낼 줄 알았다. 우리는 정기적으로 새벽 3시까지 칵테일을 마시고 나서, 집에 가는 길에 택시를 잠깐 대기시켜놓고선 편의점에 들러 사탕이며 청량음료 캔을 사왔다. 그에게 있어 조용한 밤이란 극장에 가서 어마어마한 통에 든 달콤한 팝콘을 시키고 초콜릿 한 봉지를 뜯어 그 통에 부어 깜짝 뽑기처럼 만드는 것이었다. 치과의사의 악몽이라 할 만한 음식이었지만 나는 참 좋아했다.

하지만 일단 연인은 떠났고 그렇다면 다른 걱정거리는 뭐가 있지?

온갖 걱정거리를 다 끄집어내어 스스로를 괴롭히고 앉아 있느니 고이 접어뒀다가 닥치면 고민하기로 했다. 지금 이 상황에서 그러는 건 하나도 도움이 되지 않으니 대신 다가온 친구와의 스페인 여행 때 입을 사이즈 14 흰색 수영복(2012년 여름 당시 유행) 구매 계획을 세우기 시작했다. 그걸 입을 몸매를 만들기까지 7주의 시간이 있었다.

이제 혼자서는 하기 힘들 거라는 생각이 들었다. 그렇지만 파티를 즐기는 30대 내 친구들이 금주와 저설탕 맹세를 하는 모습은 도저히 떠오르지 않았다. 개네가 오후에 쇼콜라 대신 귀리 비스킷을 먹겠다고 결심할 수 있을까?

그래서 새롭고 건강한 나의 충실한 안내자가 되어주기를 바라며 제임스 듀이건의 《깨끗하고 날씬한 다이어트Clean and Lean Diet》 책을 온라인으로 주문했다. 다음날 아침 출근 전에 책이 도착했다. 책을 펼치고 다음 대목을 읽었다.

제일 먼저, 체중과 건강이 별개의 문제가 아님을 이해하는 것이 중요하다. … 과체중은 건강의 적신호다. … 자신이 해낼 수 있다고 믿어야 한다. 과거 얼마나 여러 번 실패했는지는 중요하지 않다. 과거는 미래와 다르다. 중요한 것은 원하는 바에 집중하고, 그걸 이루기 위해 무엇을 해야 할지 파악하고, 지속적으로 실천에 옮기는 것이다. 건강과 행복은 그 무엇보다 중요하니 마음을 굳게 먹자.

그러니 마음을 굳게 먹어야지. 이 책에는 14일짜리 '킥스타트'시동 계획이 있는데 꽤나 엄격하지만 해볼 만했다. 잠깐 흔들렸다 해도 벌칙은 없고 그냥 다시 마음을 추슬러 지속해나가기만 하면 된다.

그래, 결심했어. 그동안 좋아했던 모든 음식을 끊고야 말겠어!

얼마나 오래 할 수 있을지는 알 수가 없었다. 고단백 듀칸 다이어트를 시도했을 때는 오래 가지 못했다. 하지만 이번엔 느낌이 달랐다. 최선을 다해보고 싶었고 특히 주름살에서부터 등살과 뱃살, 변덕스런 감정기복과 무기력함에 이르기까지 내가 느껴왔던 많은 증세가 설탕 과다 섭취의 증세라고 책에 분명히 쓰여 있기 때문이었다. 변화가 필요했다.

그날 아침 출근 전, 나는 찬장에서 설탕의 흔적이 명백한 것들을 모조리 버렸다. 그게 검정 쓰레기봉투로 세 개나 나왔다. 먼저 퍼지<sup>설탕,</sup> <sup>버터, 우유로 만든 부드러운 사탕</sup>처럼 진하고 비싼 하와이산 꿀을 포함하여 반쯤 쓴 다양한 종류의 꿀 네 통이 쓰레기통으로 직행했다. 좋아하는 엘더플라워, 생강, 레몬그라스 농축액도 하수구로 흘러갔고 출근하기 전 간식 삼아 마시던 대형 통에 든 과일 스무디가 그 뒤를 따랐다. 볶음용 소스, 딥과 케첩도 전부 버렸다. 시리얼, 파스타, 쌀, 다크초콜릿, 비스킷, 맥주와 술은 다정한 이웃이며 단것 밝힘증 동지인, 193센티미터 키의 럭비선수 샘을 위해 문 밖에 내놓았다. 샘이라면 어렵지 않게 저걸 해치울 거다. 마지막으로, 내 사랑 냉동고를 습격했다. 손대지 않은 벤 앤드 제리 아이스크림 세 통이 앞마당 바퀴 달린 쓰레기통에 처박혀 청소차가 오기를 기다리는 신세가 되었다.

됐다. 나는 다시 위층으로 올라가 찬장을 둘러보았다. 거의 텅텅 비어 있었다. 이제 돌아갈 수 없다.

덧붙이자면, 내가 완전히 '무설탕' 생활을 한다는 건 불가능하다. 누구든 마찬가지다. 설탕은 탄수화물의 한 종류로 가공하지 않은 식품에 자연적으로 들어 있다. 유제품우유, 치즈과 건강에 굉장히 좋은 시금치, 케일, 양배추를 포함한 채소, 통곡물현미, 밀의 일종으로 밀보다 열량과 GI지수가 낮고 단백질 함유량이 높은 스펠트밀, 퀴노아 등, 견과류에까지. 결국 설탕투성이가 덜 될 방법을 찾아야 한다.

신나고 흥분되면서 동시에 우울하고 위축되기도 했다. '시간대별 내게 주는 상' 없이 어떻게 하루를 버틸 수 있을까. 출근 그래놀라, 회의 후 바나나, 점심 후 파인애플, 회의 전 초코바, 자전거 타기 전 콜라 한 캔… 이제 그만! 나는 자전거에 올라 출근길에 나섰다.

첫날은 별일 없이 흘러갔다.《깨끗하고 날씬한 다이어트》책에다가 적어놓았기 때문에 무슨 일이 있었는지 기억한다. 아침으로 구내식당에서 달걀과 구운 버섯, 질 좋은 커피를 먹었다. 점심은 편리하게도 내가 일하는 건물 아래에 자리한 '홀푸드 마켓'이라는 건강식품점에서 산 골라 담는 샐러드를 푸짐하게 드레싱 없이 먹었다. 오후쯤 되자 친구들과 내가 배고프고 동시에 화가 난다고 말하는 상태가 되었지만 단 것 대신 귀리 비스킷과 후무스병아리콩을 으깨 오일, 마늘 등의 양념을 섞은 중동 음식, 빵이나 채소 등을 찍어 먹는다-옮긴이를 간식으로 먹었다. 저녁? 그릴에 구운 닭고기, 납작썰기한 아보카도와 시금치, 루콜라와 물냉이 샐러드에 올리브오일을 살짝 뿌린 음식을 선택했다. 전지방full-fat 그리스 요거트 작은 통 하나에 구운 아몬드 슬라이스와 시나몬을 약간 뿌려 먹고 물을 마신 다음 9시 반에 잠자리에 들었다. 첫째 날은 성공이었다.

그러나 둘째 날은 식은 죽 먹기와는 거리가 멀었다. 밤사이 누가 내 뇌를 제거하고 빈자리에다 아주 날카롭고 쨍그렁거리는 폭탄 파편을 채워넣은 게 분명했다. 고개를 이쪽에서 저쪽으로 돌리면 끔찍한 고통에 토하고 싶을 지경이었다.

많은 이들이 설탕엔 중독성이 없다고 주장하는데 겨우 하루 안 먹었다고 이렇게 강한 신체적 반응이 일어나다니. 일하는 내내 힘들어하며 가능한 물을 많이 마셨지만 상태는 점점 더 나빠져갔다. 마치 독감에라도 걸린 기분이었다. 팔다리가 뻐근하고 몸이 무거웠다. 자전거는 회사에 두고 택시를 타고 집에 돌아갔다. 집에서 날 기다리고 있을 커다란 소파를 꿈꾸며 나이 많은 할머니마냥 구부정하게 비틀비틀 기다리고 있는 택시에 올라탔다. 간신히 집에 도착해서는 계단 두 층을 기어올라 소파에 몸을 던지고 끔찍한 괴로움 속에 천장만 올려다보았다.

하루 종일 머리가 깨질 듯이 쿵쿵거렸는데 이제 눈조차 말을 안 듣는 것만 같았다. 초점을 맞출 수도 없어 TV 화면이 흐릿해 보였고, 뇌에 폭탄 파편을 채워넣은 작자가 눈꺼풀 뒤에 사포도 집어넣은 모양인지 눈을 깜빡일 때마다 끔찍하게 꺼끌꺼끌한 느낌이었다. 너무 무기력하고 아파서 정말인지 뭔가에 중독이라도 된 줄만 알았다. 아니면 아주 많이 아프거나.

설탕 가득한 고가콜라 캔과 스마티 초쿠볼 한 봉지가 머릿속에서 빙글빙글 돌았다. 방법은 단 하나뿐. 설탕을 좀 섭취해서 지금 내가 느끼는 것이 금단증상인지 아니면 더 심각한 무슨 병의 시작인지 알아봐야 했다. 다시 쓰레기통을 뒤져 어제 가차 없이 재활용함에 버렸던 레몬그라스와 생강 농축액 병을 꺼냈다. 몇 방울 남아 있는 것을 작은 잔에 붓고 물을 섞은 다음 소파에 기대어 윔블던 하이라이트 중계화면 앞에서 홀짝홀짝 마셨다.

　몇 분 만에 두통이 사라졌다. 기운이 솟고 기분이 좋아졌다. 경악을 금치 못할 지경이었다! 그 미치도록 끔찍한 기분은 무슨 여름 독감증상이 아니었다. 나는 설탕 금단증상을 겪고 있었는데 그 정도는 내 예상보다 훨씬 심할 모양이었다.

　그 자리에서 포기할까 생각하지 않았다면 거짓말일 것이다. 딱 끊는 대신 양만 좀 줄이면 어떨까? 몇 가지는 바꾸고 나머지는 그대로 유지하는 걸로. 하지만 마음 깊은 곳에서는 알고 있었다. 그런 식으로는 내 중독(비록 전문가의 견해는 갈리지만 나는 이제 그걸 중독이라 여긴다)을 해결할 수 없다. 《깨끗하고 날씬한 다이어트》에서 제임스 듀이건은 '모든 규칙을 문자 그대로 지킬 필요는 없다'고 현명한 조언을 했다. 하지만 나는 스스로를 잘 알았다. 아침에 스무디, 특별한 경우엔 케이크 하는 식으로 여지를 주면 우리 아버지가 '하얀 독'이라고 부르셨던 그 물질에 의존하는 상태로 되돌아가고 말 것이다. 어제와 오늘, 나는 왜 설탕을 끊어야 하는지 확실히 알았다. 지금 당장!

　10시쯤 잠자리에 들 무렵엔 그 소량의 농축액 속 설탕은 거의 체내에서 사라졌다. 두통이 돌아왔고 힘이 없었다. 눕긴 했지만 잠이 오지 않았다. 시간이 째깍째깍 흘러갔다. 11시, 자정, 오전 1시, 오전 2시, 잠은 올 기색도 없이 시간만 지나갔다. 신경이 곤두서고 동시에 기진맥진했다.

　행복했던 날들이여, 안녕.

　나쁜 상태에 집중하는 대신 장점을 찾기로 결심했다. 다시 해독 2일째를 겪을 일은 없으리라는 사실은 엄청나게 긍정적인 일로 여겨졌다. 더 건강하고 날씬하며 음식에 집착하지 않는 사람으로의 개조 완성에 48시간 가까워진 것이다. 에너지가 들쭉날쭉 오르내리는 대신 평탄한 상태로 하루하루를 보내고 미치도록 식욕이 솟구쳐 먹어야겠다는 강박에서 벗어날 날이 기다려졌다. 고된 하루나 힘든 대화, 운동을 마치고 나서 스스로에게 '보상'을 줄 새로운 방법을, 설탕처럼 날 뚱뚱하고 아프고 빨리 늙게 만들지 않을 방법도 찾아야 했다.

대다수의 의사, 영양사, 심장 전문의, 암 전문의, 면역학자, 내분비학자(당뇨병과 호르몬 전문가)들이 서구인들은 지나치게 많은 설탕을 먹고 있으며 설탕 섭취량을 줄이면 건강에 좋다는 데 동의하지만, 나는 즐거운 삶과 건강한 삶 사이에서 균형을 찾아야 한다는 사실도 잘 알고 있었다. 하지만 그게 가능할까?

누군가를 처음 만났을 때 제일 먼저 기미가 눈에 띌까 걱정하지 않게 된다면 이런 단기적인 고통을 견뎌낼 보람이 있을 것이다. 출렁거리는 허벅지에 신경 쓸 일 없이 청 반바지를 입을 날이 온다면…. 늦여름 바닷가에서 수영복 차림에 당당해질 날도 기다려졌다.

막막함에 나는 도움이 필요한 21세기 사람들이 보통 하는 대로 했다. 소셜미디어. 2012년 6월 26일, 나는 이 글을 올렸다.


'설탕을 끊으려는 중. 이틀째인데 완전 머리가 깨질 듯이 아프다. 그리고 앞으로 12일이나 남았음. 어디 두고보자고.' – 투덜이가 착한 친구들이 그 아래 격려와 경고의 말을 적어주었다.

'정말 잘 결심한 거야, 행운을 빈다.' – 알리

'할 수 있어! 나도 설탕을 줄이려는 중인데 그냥 덜 먹기만 해도 나아지더라.' – 브루노

'처음 나흘 동안은 지옥이지만 몇 주간 그걸 해냈다는 만족감은 그만한 가치가 있어. 피부가 반들반들해지는 건 말할 것도 없고.' – 마사

'아하, 나 그거 3년 전에 해봤어. 겨우 이틀이지만. 누가 내 머리에서 제드워드 노래를 무한반복으로 틀어놓은 거 같더라. 끔찍했어.' – 질

# 2장
—
## 저설탕 생활 시작, 금단증세

'오랜 습관을 없애거나 새로운 습관을 들이려면
21일이 걸린다.'

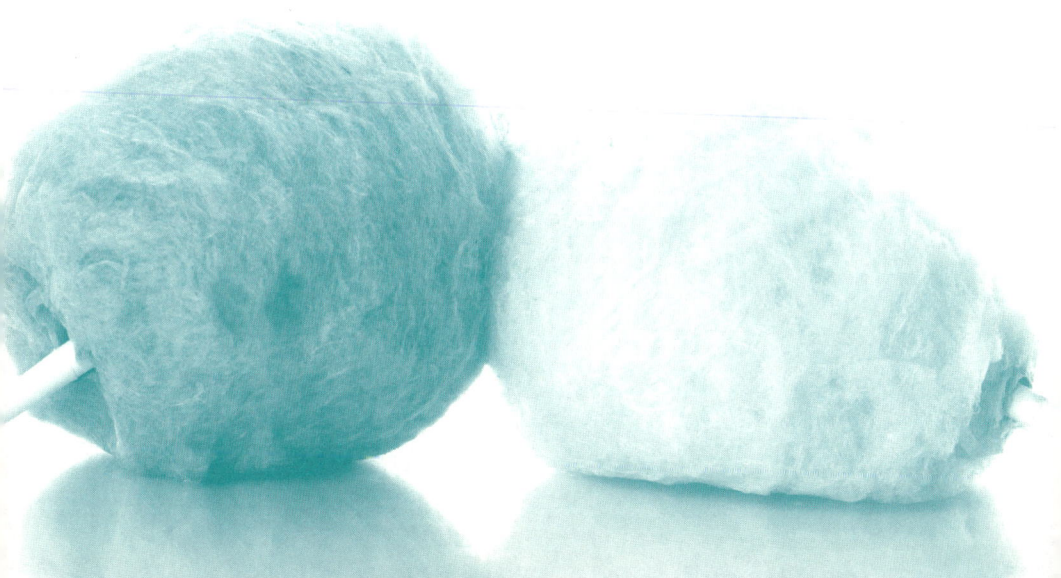

## 나는 제드워드의 노래를 머릿속에서 몰아내려 애썼다.

하지만 다음날 아침 머리는 여전히 쿵쿵 울려댔고 아무래도 전날 밤보다 더 심해진 것 같았다. 뇌가 말라붙어 두개골 안에서 데굴데굴 굴러다니는 기분이었다. 그게 옆머리에 부딪힐 때마다 가시철사 고리를 끼고 있는 것처럼 찡하고 통증이 이마로 전해졌다. 좋지 않았다.

6시간 동안 지끈거리는 머리 때문에 뜬눈으로 누워만 있다가 새벽 4시에야 간신히 가물가물 선잠이 들었던 것도 상황에 도움이 되지 않았다. 겨우 꿈의 나라에 입성한 지 4시간 만에 침대에서 기어나와 목요일 하루를 시작해야 했다.

의기소침해지거나 아이스크림 한 통을 해치우고 싶을 때를 대비해 내가 왜 이러고 있는지 되새겨보는 목록을 만들어 냉장고에 붙이기로 했다. 이안 마버가 이 책 뒷부분에서 설탕을 끊어야 하는 생화학적 이유를 좀 더 상세히 설명하겠지만 여러분의 의지력을 북돋아주도록 여기 내가 냉장고(슬프게도 텅텅 빈)에 붙여놓았던 글을 싣겠다.

· 심장을 소중히! – 과도한 설탕 섭취는 비만으로, 다시 심장질환으로 이어지며 심장의 펌프 기능에 영향을 미칠 수 있다. 심장은 단 하나뿐이고 꼭 필요하니까 잘 보살펴야 한다.

- 호르몬을 돕고 암 발병률을 낮춘다 - 설탕을 너무 많이 먹으면 몸에 인슐린 저항이 올 수 있다. 연구에 따르면 인슐린 저항이 있는 사람은 암에 더 걸리기 쉽다고 한다.
- 간을 사랑하자 - 연구에 따르면 설탕이 다량 포함된 식단은 우리 몸에 과음과 비슷한 손상을 준다고 한다.
- 뱃살을 빼자 - 설탕을 너무 많이 먹으면 뚱뚱해진다. 이건 모두가 인정하는 사실이다. 그리고 과체중은 당뇨병 등의 심각한 건강 문제로 이어질 수 있다.
- 조기 노화 예방 - 초코바와 나이 마흔에 눈가의 깊은 주름 중 뭘 선택하겠는가?
- 다시 단잠 이루기 - 깨지 않고 하룻밤 내내 곤히 잘 수 있다면 뭘 들 못할까? 탄산음료를 끊고 초콜릿을 멀리해야 한다면? 그렇게 간단한 일이다.

몸이 좋지 않았다. 하지만 그건 예상한 바였다. 일부 전문가들은 설탕에 중독성이 없다고 하지만 '설탕 금단증상'으로 구글 검색을 해보니 설탕을 끊으려 했던 사람들은 다 겪었던 일이었다. 나처럼 이전에 설탕을 많이 먹었던 사람이라면 설탕 끊기는 고통스럽고 몸과 마음이 아픈 일이라는 글이 온라인 이곳저곳에 올라 있었다.

내게 설탕 의존증이 있다는 건 알고 있었다. 완전히, 구제불능으로, 화학적으로 그리고 감정적으로. 탄산음료, 젤리나 사탕 초코바 같은 누구나 아는 단것 말고도, 흰빵이나 쌀밥 등 탄수화물 비중이 높고 GI

지수가 높은 가공식품들 생각이 거의 늘 뇌리를 떠나지 않았다. 마치 사랑에 빠진 것 같았다. 며칠에서 몇 주까지 겪은 육체적 금단증상(오한, 메스꺼움, 무기력, 두통, 짜증) 외에도, 몇날 며칠씩 끊으려는 그 음식들 생각을 떨쳐버릴 수 없었다. 겁먹을 건 없다. 이 시기가 오래 가지는 않는다. 하지만 되게 묘한 기분이었다. 전에는 내가 설탕을 얼마나 먹고 있는지 생각조차 해본 적이 없었는데 그 전에 진작 섭취로 해결했기 때문이다.

보스턴의 뉴 밸런스 재단 비만 예방센터에서는 작년에 두뇌 스캔을 이용한 연구를 했는데 단 음식이 불법 약물처럼 갈망을 촉진시켰다고 한다. 이걸로 내가 왜 계속 단것을 찾는지 그 이유가 설명되었다. 물론 나는 정말로 단맛을 좋아하기도 했다.

자, 설탕을 끊으려 하고 있다면 내 경험담 때문에 다시 생각하게 될 수도 있을 듯하다. 하지만 자신에게 주는 보상의 초점을 단기에서 장기로 바꾸자. 회사에서 누가 비스킷을 돌리는데 나만 안 먹으면 억울한 기분이 들기 하지만 사실 내가 받을 보상은 두 달 후 한 사이즈(그 이상) 줄어든 옷을 입은 내 모습이었다. 또 며칠 안에 지난 몇 달 동안보다 몸 상태가 편해지고 계속 나아질 거라는 사실에 집중하려 애썼다.

그렇지만 왜 내 몸 상태가 그렇게 좋지 않은지 이해할 수가 없었다. 그래서 이안 마버에게 물어보았다.

"설탕을 끊으면 누구나 어느 정도의 금단증상을 느끼게 되어 있어요. 당신의 경우에는 아마 혈당치가 정상에서 벗어났고 단백질 수치는 낮으며 부신은 꽤나 무리하고 있었을 겁니다. 그래서 극단적인 감정 기복이 나타난 거죠. 설탕 과다 섭취는 체내의 비타민 B 비타민 B는 부분적으로 음식에서 에너지를 얻는 과정에 관여하며 건강한 두뇌 기능과 맑은 정신 상태 유지에 중요한 역할을 한다를 소모시키니 설탕을 끊는 사람들이 흔히 겪는 정신이 멍한 상태도 설명됩니다. 또 고당도 식단을 유지해온 사람들은 장 속에 당분을 좋아하는 박테리아가 있는 경우가 많아요. 당을 끊으면 박테리아가 '먹을 걸 줘!'라고 외치기 시작하고 그게 피로로 이어집니다."

징그러워라.

"그리고 설탕을 끊는 건 연료탱크를 교체하는 것과 같습니다. 설탕은 굉장히 손쉬운 연료 공급원이죠. 그걸 끊으면 신체는 다른 것에서 에너지를 끌어내기 위해 더 열심히 일해야 합니다. 다음 연료 공급원은 복합탄수화물 통밀빵, 콩류, 녹말이 많이 든 채소이죠. 그것도 제외하거나, 설탕을 끊는 많은 이들이 흔히 하듯이 줄이면, 이제 에너지를 얻기 위해 신체에 축적된 지방을 써야 하는 거죠."

그럼 내게 있어 제일 아쉬운 것은? 아침식사. 내 사랑 아침식사.

1992년 플로리다 주 올랜도, 파마한 보브 머리에 앞머리를 내리고 새로 산 LA 기어 하이탑과 큰 치수의 에스프리 티셔츠 차림의 통통한 열세 살이던 나는 데니스 레스토랑에서 처음으로 메이플시럽을 곁들인 와플을 맛보았다. 인생이 바뀌는 순간이었다. 부모님이 허락만 하셨다면 3주 내내라도 먹을 수 있었을 거다. 내가 사형을 앞두고 있다면 마지막으로 택할 식사였다. 언제든 매 끼니마다 기뻐하며 먹었을 거다.

물론 외모에 신경을 쓰게 되고 와플과 늘어나는 뱃살의 상관관계를 깨닫게 되자마자 그런 음식을 아침으로 고르지 않게 되었다. 그러나 아침은 푸짐하게 먹는 게 좋다는 믿음은 변하지 않았다. 편히 자리 잡고 앉아서 홍차와 곁들이까지 즐기는 그런 아침 말이다. 출근길에 유산지 봉투에 든 크로와상을 깨작깨작 먹거나 쥐꼬리만 한 크기에 종잇조각처럼 퍼석해 보이는 '브렉퍼스트 바'를 허겁지겁 먹어치우는 건 내 스타일이 아니었다.

하지만 설탕을 끊으면서 왜 서구 사람들은 아침으로 짭짤한 음식은 잘 안 먹을까 하는 생각이 들었다. 솔직히 찬장에서 단것을 모조리 몰아낼 때 달콤한 시리얼 종류만 네 가지가 넘었음을 고백해야겠다. 비싼 수제 그래놀라, 촉촉한 건과일이 꽉꽉 들어찬 도싯 시리얼 고섬유질 무슬리, 고전적인 켈로그 프로스트와 프루트 앤드 파이버. 그걸 쓰레기통에 처넣자니 아침에 뭘 먹어야 할지 막막했다. 가공 처리되고 설탕이 잔뜩 들어 있지 않은 음식을 준비하려면 그냥 봉지 하나 뜯어 그릇에 붓는 것보다 더 많은 시간과 노력이 필요했다.

사실, 설탕 디톡스 3일째 내 다이어리엔 이렇게 쓰여 있다.


'아무 감흥 없는 아침식사. 찐 연어와 깍지콩 약간. 우엑. 점심만 기다려진다. 그것도 마찬가지지만. 아니 참, 안 기다려지네.'


아침식사는 내게 중요한 끼니였다. 산처럼 쌓인 그래놀라나 과일 무슬리에 과일 요거트를 곁들이고 위에 생과일을 올려 먹곤 했다. 포리지에도 틀림없이 바나나와 꿀을 올렸을 것이다. 마무리로 어마어마한 양의 오렌지주스(농축액 말고 건강에 좋은 생으로)를 들이켜고 어디 근사한 곳에서 업무 관련 조찬을 먹는다면(일주일에 두 번 정도 있었다) 대신 생파인애플주스를 택한다.

지금까지는 그렇게 달콤했다.

하지만 꼭 그래야 할 필요는 없고, 사실 전 세계적으로 많은 이들이 그렇지 않다. 스웨덴과 스위스인은 일반적으로 완숙 달걀, 치즈, 연어 등의 고단백질 아침을 먹는다. 일본인들 역시 생선 위주에 미소된장국을 곁들인다. 인도에서도 아침식사는 짭짤한 편이다. 인도네시아는 아발움마나 나시고렝 등의 향신료가 들어간 볶음밥을 먹는다.

물론 아침 7시 30분에 스테이크에 달걀이 먹고 싶은 사람은 많지 않겠지만(그리고 누가 출근 전에 그 기름투성이 설거지를 하고 싶겠는가?), 우리의 아침식사는 분명 단것 쪽으로 기울어져 있다. 아침을 엄청난 양의 설탕으로 시작하는 나라들이 비만율에서도 상위권에 올라 있는 게 우연의 일치일까? 기운차게 집을 나서 출근길에 오르려면 달콤한 시리얼 한 그릇만 한 게 없지만 몇 시간만 지나면 어떻게 되는지 다들 알 것이다. 배고프고, 짜증나고, 오전 간식 생각이 간절해진다.

달콤한 시리얼에도 나름의 장점이 있다. 흰살 생선을 요리하려면 시간이 얼마나 걸릴까? 상자에 든 시리얼을 그릇에 붓는 것의 몇 십 배일 테고 집 안 냄새도 절대 향기롭지 않게 된다. 비용 문제도 있다. 제조업체의 주장에 따르면 18회 제공량(장난쳐? 18회라니? 기껏해야 6회 분량이지!) 분량의 괜찮은 무슬리 한 상자는 3.50파운드면 된다. 한 번에 먹는 작은 생선 한 조각 가격도 동일하다.

매일 한 사람 몫의 건강에 좋은 아침식사를 차리기란 쉽지 않다. 노력과 준비가 필요하다. 그냥 찬장을 열고 꺼내는 게 아니라 냄비와 팬을 써야 하며 재료를 모조리 손질하고 나중엔 치우기도 해야 한다. 난 그런 일에 익숙지 않았다. 집을 나서기도 전에 하기엔 모든 것이 너무 공이 많이 들어 보였다.

하지만 힘들 줄은 이미 알고 있었다. 가족, 친구, 페이스북 지인들한테까지 설탕을 끊겠다고 공언해놓은 터라 사흘 만에 무릎을 꿇을 순 없었다. 자존심이 허락지 않았다. 단것을 몽땅 버렸으니 설령 뭐 다른 게 먹고 싶다고 한들 남은 게 없었다.

그럼, 설탕이란 무엇이며 우리 신체에 어떤 영향을 미치는가?

보통 감자나 빵, 파스타랑 다르다고 생각하지만 사실 설탕은 탄수화물이다. 식품 성분표를 살펴보면 당류가 아니라 탄수화물 함량만 적혀 있는 경우를 자주 볼 것이다. 당에는 여러 종류가 있으며 그 모든 것이 똑같지는 않다. 아래 목록은 가장 흔히 볼 수 있는 것들로 내가 가능한 피하기로 한 것들이다.

· 정제설탕, 가당, 가공설탕 - 봉지 단위로 판매되며 음료수, 소스, 빵 만들 때 쓰는 것. 다들 알 것이다. 여러 다른 이름으로 유통되며(나중에 더 다룬다) 우리가 구매하는 간편식품이나 조리식품에 첨가되기도 한다.

· 천연으로 위장한 당 - 꿀, 아가베시럽, 메이플시럽. 좀 더 '천연'

이니 일반 백설탕보다 훨씬 '낫다고' 생각하는 사람들이 많다. 백설탕도 사탕무나 사탕수수에서 나는 것이니 마찬가지로 '천연'이다. 불행히도 꿀, 아가베시럽, 메이플시럽 역시 체내에서 설탕과 비슷하게 혈당치 상승 반응을 일으킨다.

· 과당 - 과일(또한 꿀)에서 나는 당이다. 과일은 건강상 여러 가지 이점이 있으며 몸에 '나쁘다'고는 할 수 없지만 비타민과 섬유질을 얻을 수 있는 다른 식품이 많다(예를 들면 채소). 과당은 또한 식품을 달게 하기 위해 첨가되지만 인슐린에 의해서가 아니라 간에서 처리되므로 다른 당분과는 다르다.

· 단순탄수화물 - 우리 몸은 탄수화물을 이용하여 에너지인 포도당을 만든다. 하지만 탄수화물은 두 가지 형태로 존재한다. 복합탄수화물은 좋은 편이다. 분해 시간이 오래 걸려 혈당 급상승을 불러오지 않는다. 복합탄수화물다당류라고도 하며 많은 포도당 분자가 결합된 것으로 녹말이 대표적. 섬유질을 다량 함유한 식품이 많다-옮긴이은 섬유질이 풍부하거나 원래의 형태에서 많이 정제되지 않고 녹말이 풍부한 콩류, 견과류, 현미 등의 식품이다. 단순탄수화물은 화학적 구조가 단순하고(그래서 이런 이름이 붙었다) 체내에서 아주 빨리 당으로 전환된다. 몸에 덜 좋다. 흰빵, 백미, 케이크, 감자칩, 달콤한 시리얼, 탄산음료와 초콜릿이 단순탄수화물이다. 이중 다수에 정제설탕 또한 첨가되어 있어 이중 타격을 입힌다.

· 알코올 - 발효 과정에서 당도가 높아야 하는 경우가 자주 있다.

· 인공감미료 - '무설탕'이라고 하는 가공식품의 상당수는 인공감

미료를 써서 단맛을 낸다. 아스파탐, 사카린, 수크랄로스, 아세설 팜칼륨, 누트라스위트, 소르비톨이란 이름들을 가지고 있는데 이 중 몇 가지는 천연 설탕보다 수백 배 달다. 이 감미료들의 효과에 대해선 책 후반부에서 더 다루겠다.5장 4단계 '인공감미료는 우리 편이 아님을 명심하라' 144페이지 참고

무슨 종류든 당을 먹을 때마다 혈당치는 올라간다. 얼마나 빨리 상승하는지는 당의 종류, 단순당인지 복합당인지, 그 전에 위 속에 뭐가 있었는지, 함께 뭘 먹었는지에 달려 있다. 이안 마버는 이렇게 설명한다.

"아침에 일어나서 설탕이 든 차나 커피 한 잔, 아니면 콜라 한 캔을 마셨다고 칩시다. 그 음료에는 흡수를 지연시킬 섬유질도 지방도 없으니 음식에서 포도당으로의 체내 전환이 최대 속도로 이루어지겠죠. 이는 자동적으로 혈중 포도당 수치를 높입니다. 몸은 지나친 혈당으로부터 스스로를 지키기 위해 췌장에서 인슐린이라는 호르몬을 생산하고 인슐린은 체내 세포에게 포도당을 저장하라고 명령하죠. 인슐린의 주요 역할은 포도당 관리로 이는 두 가지 방법으로 이루어집니다. 먼저 포도당을 세포로 유입시키고(신체에 에너지 공급), 그다음 초과분을 글리코겐에너지으로 저장합니다. 이것도 다 차면 몸은 나머지를 지방으로 축적합니다. 그러니 당을 소화시킨다는 것은 인슐린 반응을 유발시키고 그게 글리코겐 저장량을 채우며 에너지를 주는 것입니다. 문제는 설탕 양이 너무 많으면 그 효과가 아주 일시적이라는 거죠. 인슐린이 효율적으로 모든 것을 가능한 한 빨리 치워버려 나중을 위한 저장분

은 남겨놓지 않아요. 그게 바로 정제설탕이 많이 함유된 식사나 간식을 먹은 지 1시간 정도 후에 다시 배가 고파지는 이유지요. 그럼 '어디가 잘못된 걸까? 방금 먹었는데 어째서 다시 배가 고프지?' 하는 의문의 쳇바퀴를 돌게 되는 겁니다."

설탕은 아주 오래전부터 먹어왔다. 대다수 식물 세포에 포함되어 있고 고대부터 인도, 파키스탄, 방글라데시에서는 사탕수수나 사탕무 같은 생것 형태로 먹어왔다. 오래지 않아 유럽인들도 설탕에 빠져들었고 14세기와 15세기엔 수요가 늘어나 생산자들이 작물을 재배할 새로운 땅을 찾아 나서게 된다. 대부분 아프리카 노예들의 강제 노동으로 운영되는 플랜테이션 대농장이 마데이라나 카나리아 제도 같은 곳에 생겨나기 시작했고 거기에서 1492년 탐험가 크리스토퍼 콜럼부스가 설탕을 신세계로, 작물 경작에 더 적합한 서인도제도, 쿠바와 멕시코로 가져갔다.

설탕은 노예제와 착취의 끔찍한 역사를 담고 있는데 관련 책만도 수십 권에 달한다. 할 말은 많지만 일단 유럽인들이 그 비싼 맛을 보고 나자 손에 넣기 위해 못할 짓이 없었다고 하면 충분할 듯하다. 설탕 생산을 위해 식민지를 만들고, 공급 루트를 확보하기 위해 나폴레옹과 싸웠고, 심지어 여기 영국 본토에서 재배해보려는 시도까지 했다. 정부는 거기에 세금을 붙여 엄청난 돈을 거둬들였고 많은 이들이 설탕을 '하얀 금'이라고 부르기 시작했다.

수요는 마구 치솟았으나 설탕은 사치품의 지위를 고수하다가 1874년 글래드스턴 총리가 설탕에 부과되던 상당한 세금을 폐지하면서 드디어 보통 사람들의 손에도 들어가게 되었다. '하얀 금'은 더 이상 엄청나게 비싸지 않았고 일반 대중은 설탕을 사치품이 아니라 필수품으로 여기기 시작했다. 유럽인들은 설탕맛에 홀딱 빠져들어 온갖 음식과 음료에 설탕을 넣었고 그렇게 해서 우리의 '단것 밝힘증'이 생겨났다.

제2차 세계대전 이후 서구인들의 식탁은 풍성해졌고 더불어 설탕도 넘쳐났다. 대다수 사람들은 다음 끼니거리를 어디서 구할지 걱정하거나 배를 주리고 잠들 일이 없었다. 과일은 '단것'으로 여겨지지 않게 된 지 오래되었다. 우리의 미각은 원할 때마다 무엇에 넣어서든 설탕을 먹는 것에 완전히 익숙해졌다.

어쩌면 그래서 나를 포함하여 많은 이들이 설탕을 탐닉하게 되었는지도 모른다. 음식은 더 이상 연료가 아니라 집착의 대상이 되었다. 이제 음식, 특히 단것은 자연적으로 가치 체계와 연계된다. 이를테면 직장에서 거지 같은 하루를 보낸 남자친구에게 내가 얼마나 사랑하는지 보여주려고 한다면 특제 초콜릿 브라우니를 한 판 구워 바닐라 아이스크림을 올려 그에게 큼직하게 두 조각을 잘라 줄 것이다. 물론 그 브라우니는 오븐에서 막 나와 아직 따뜻하고 아이스크림은 딱 알맞게 녹아내리고 있다. 마찬가지로 그가 내게 찍혀 있을 때(자주 그랬다), 밸런타인데이에 사랑을 쉽게 증명해 보이려 할 때, 나는 초콜릿 상자 큰 것(프레스테드의 로즈 앤드 바이올렛 크렘이나 로코코의 라벤더 다크초콜릿처럼 내가 제일 좋아하는 꽃향으로)을 받게 된다.

누구도 거부하기 힘든 궁극의 기분이 좋아지는 단것도 있다. 생일 케이크. 어렸을 때 가운데 초를 꽂은 어마어마하게 달달한 생일 케이크 대신 아보카도를 얹은 귀리 비스킷을 받았다면 아마 좀 짜증이 났을 것이다.

이런 예를 보면 우리가 음식, 특히 단것에 어떻게 의미와 감정을 부여하게 되었는지 쉽게 알 수 있다. 제임스 듀이건이 《깨끗하고 날씬한 다이어트》에서 지적했듯이 이는 아주 어렸을 때부터 우리 뇌에 자리 잡은 가치 체계다. 아이들 생일잔치에서 즐거운 기분을 조금 더 오래 가게 하기 위해 챙겨주는 사탕 봉지도 마찬가지다. 공들여 장식한 돌잔치 생일 케이크나 병원에서 주사를 맞고 받는 사탕도 있다. 단것이 바로 기분과 연계되는 과정이 명약관화하게 드러난다.

이것이 생일이나 크리스마스, 또는 다른 특별한 날처럼 어쩌다 드물게 있는 이벤트라면 진짜 문제가 되지 않겠지만 많은 성인들이 일상적으로 단것을 스스로에게 주는 보상으로 삼는다. 나는 근무 중 잠깐 쉴 겸 해서 오후 4시에 초콜릿을 사러 간다. 일한 것에 대한 보상이자 거의 일과를 끝낸 기념이다. 왠지 그걸 먹어도 될 '자격'이 있다고 느껴지고, 특히 평소 건강에 좋다고 여겨온 스시나 샐러드 랩 같은 걸로 점심을 먹었다면 더욱 그렇다. 오랫동안 차를 타고 가거나 비행기 여행을 앞두고 있다면 '기력 유지'를 위해 단것을 큰 봉지로 산다. 헬스장에서 나온 다음에는 '열심히 운동했으니까' 보상으로 방금 만든 커다란 베리 스무디를 마신다. 곳곳에 함정이 깔려 있다.

영국 보건부와 식품표준국에서 장기간에 걸쳐 시행한 '국민 식단 영양 조사'에 따르면 평균적으로 영국인들은 하루 96.5그램의 설탕을 먹는다고 한다. 이해를 돕는 차원에서 바꿔 말하자면 하루에 거의

24작은술, 일주일이면 168작은술이 된다. 엄청난 양이다. 좀 더 먹는 사람도 있고 덜 먹는 사람도 있겠지만 〈데일리 메일〉 지에서 지적했듯이 '우리가 현재 영국 식품표준국에서 적당하다고 하는 양인 하루 90그램22작은술 이상을 섭취한다는 의미다'. 국민들이 점점 더 뚱뚱해져가는 이 시점에 있어서는 식품표준국의 적정 섭취량도 이미 엄청나게 높다고 여겨지지만 그 이야기는 본론에서 벗어나니 넘어가자.

많은 이들이 이 정보에 충격 받을 것이다. 나는 그랬다. 음료에 따로 설탕을 넣지 않고, 케이크를 거의 먹지 않으며, 상당히 균형 잡힌 생활을 한다면 그만한 양의 설탕을 어디서 먹었는지 상상하기조차 힘들다. 하지만 설탕은 단맛이 나지 않는 식품을 포함하여 사실상 모든 가공식품에 들어 있다. 화요일 지뢰제거 작업 때(이미 아득한 옛날처럼 느껴지는) 내가 버려야 했던 것들의 목록을 적어봤다.

· 꿀과 아가베시럽 - 고백하자면, 나는 꿀과 아가베시럽 같은 천연당이 거의 정제설탕이나 가공설탕만큼이나 나쁜 줄 몰랐다. 하지만 진짜 그렇다. 꿀, 아가베시럽, 메이플시럽과 그 비슷한 것들의 상당수는 가공 과정을 거쳤으며 아가베시럽은 1큰술당 60칼로리로 정제설탕40칼로리보다 칼로리가 더 높다. 나는 요거트와 허브티 같은 데다가 꿀을 마음껏 넣으며 그게 다른 설탕보다 낫다고 여겼다. 하지만 이는 체중 증가에 영향을 줄 뿐만 아니라 몸이 단것에 길들여지게 한다. 겨울 내내 유기농 포리지에 유기농 꿀과 썬 바나나를 듬뿍 올려 먹는 데 열중해 있을 때는 전혀 상상도 못한

일이었다.

· 과즙 첨가 음료와 탄산음료 전부 – 그 설탕 함량에도 불구하고 몇 몇 과즙 음료는 '하루 과일 다섯 가지'를 주장하며 슬쩍 빠져나가고 있다. 칼로리는 높고 다른 영양소는 낮으니(내게 있어 즐거움만 빼고) 이건 퇴출시켜야만 했다. 비록 물은 늘 뭐든 타서 먹는 줄로만 알던 나였지만 설탕을 가득 넣는 건 아무래도 좋은 방법이 아님을 받아들여야 했다.

· 소스, 샐러드드레싱, 병에 든 조미료들 – 가공률이 높을 뿐만 아니라 거의 다 달콤하다. 특히 중국식 소스들. 쓰레기통 행. 또 하나의 잘 알려지지 않은 사실 하나, 대다수 스톡 큐브간편하게 육수를 낼 수 있게 건조되어 나온 고형 제품-옮긴이에는 설탕이 함유되어 있다. 왜일까? 나도 잘 모르겠다.

· 보존 처리한 연어나 생선 – 이건 충격이었다. 보존 처리한 연어는 설탕에 재운 것이니 이것도 퇴출. 꿀로 보존 처리한 생선과 몇몇 훈제 고등어와 청어도 마찬가지다. 늘 포장의 성분표를 확인하자.

· 케이크, 비스킷, 사탕, 초콜릿, '건강에 좋은' 무슬리 바 – 전부 가공률이 높고 영양가는 아주 적거나 거의 없다. 무슬리 바는 정말이지 양의 털을 뒤집어쓴 늑대다. 오트밀, 견과류, 과일을 설탕으로 굳혀놓은 것이니 당장의 에너지는 줄지 몰라도 오래 지나지 않아 바닥을 친다.

· 감자칩 – 건강을 생각한다면 감자칩일반적으로 탄수화물 비중이 높고 GI지수도 높으며 고지방은 당장 끊어야 한다. 나는 정말 어쩌다가 한 번 감

자칩을 먹긴 하지만 그 조그만 스위트 칠리맛 케틀 칩 한 봉지에 하루 설탕 허용량의 2퍼센트가 들어 있다는 사실을 알고 충격을 먹었다. 감자칩은 심지어 단맛도 나지 않는데.

· 무엇이든 '저지방'으로 가공된 것 – 간만에 기쁜 정보다. 제임스 듀이건은 마가린 대신 버터(난 진작부터 그러고 있었다)를, 저지방보다는 일반 후무스를 택하고, 요거트도 마찬가지로 하라고 말한다. 다른 많은 영양학자도 입을 모아 저지방 식품이 오히려 더 살찌게 만든다고 말하는데 그 이유는 저지방으로 가공된 제품은 맛을 보충하기 위해 설탕과 소금, 감미료를 잔뜩 넣는 경우가 잦기 때문이라고 한다. 또 '다이어트' 식품으로 알려져 있어 사람들은 더 많이 먹어도 된다고 생각한다. 견과류, 씨앗, 아보카도, 고기, 오일, 생선과 해산물 등 좋은 지방이 함유된 식품은 오랫동안 포만감을 유지시키고 세포 내에 저장된 지방을 태운다. 좋은 지방은 몸이 비타민과 미네랄을 흡수하게 돕고 관절을 보호한다. 저지방 요거트를 버리고 유기농 일반 요거트로 바꿀 이유가 더 필요한가. 무지방 우유(진작부터 내겐 그냥 하얀 물맛이었다) 또한 쓰레기통으로 직행시키고 대신 일반 우유를 샀다.

· 인공감미료가 든 다이어트 음료 – 설탕을 포기하고 인공감미료만으로 살아갈 수 있을 거라 생각하는가? 실망시켜서 유감이지만 설탕을 끊으려면 가짜 설탕도 끊어야 한다. 내 의견으로는(그리고 많은 의료 전문가들 역시) 인공감미료는 진짜에 비해 나을 게 없다. 뚜렷한 증거가 발견된 것은 아니지만 아스파탐과 같은 화학감미

료가 암 발병률 증가와 관련되어 있을지 모른다는 논쟁도 있다. 그건 둘째 치고라도 많은 감미료들이 천연 설탕보다 수백 배, 몇몇은 수천 배까지 달기 때문에 그걸 섭취하는 것은 단것 밝힘증을 다스리는 데 도움이 되지 않는다. 다이어트 콜라와 그 비슷한 저칼로리 제품은 이제 퇴출이다.

· 탄산음료 – 치아와 소화기관, 그리고 거의 모든 것에 나쁘다. 탄산음료가 좋지 않다는 건 다들 알지만 대다수는 일주일에 최소 몇 번은 마시는데 아마도 맛있고 편리하기 때문일 것이다. 더 이상은 안 된다. 탄산음료는 싱크대 수챗구멍에 쏟아부었다.

· 과일 – 논란이 많고 무설탕 생활을 위한 실천사항 중 우리 엄마가 오랫동안 납득하기 힘들어했던 부분이기도 하다. 달콤한 과일을 많이 먹으면 몸에 좋지 않다. 식사 후 과일 한 조각이 디저트였던 적을 기억하는가? 그 순수의 시대는 오래 전에 지나고 하겐다즈 아이스크림이나 초콜릿 푸딩이 그 자리를 대신하게 되었는데 과일도 당도가 매우 높으니 하루에 여러 조각을 먹으면 안 된다는 점을 명심해두자. 사실 '하루에 다섯 가지'는 대부분 과일보다는 채소로 먹어야 한다. 과일은 건강에 좋고 저칼로리에 영양가 높은 간식이며 체중 감량에 도움이 된다고 생각한 나는 매일 대략 다섯 종류씩의 과일을 먹어치웠는데 그중 상당수는 당도가 높은 포도, 바나나, 망고, 달콤한 체리, 사과, 파인애플, 배, 그리고 키위였다. 과일 그릇에 새로운 용도를 찾아주거나 그냥 아보카도, 레몬, 라임, 항산화 성분이 풍부한 짙은 색 베리(기억해둘 만한 간단

한 규칙 하나, 과일은 색이 짙을수록 좋은 항산화 성분을 함유하고 있으며 몸에도 이롭다)나 이따금 담아야 할 것이다. 그러나 파인애플 퇴출 후의 인생은 진심으로 걱정된다. 휴가지의 푸짐한 아침 뷔페식당 에서 신선하고 먹음직스런 파인애플 조각을 접시에 잔뜩 쌓아올 리는 것보다 더 근사한 일은 별로 없는데. 그래도 취미로 울트라 마라톤일반 마라톤 경주 구간인 42.195킬로미터 이상을 달리는 것-옮긴이이라도 시작하지 않는 이상은(당연히 절대 없겠지) 내 몸에는 그렇게 많은 당 탄수화물이 필요 없다.

· 건과일 – 건과일은 거의 전부 당분이다. 믿어지지 않는가? 한때 내가 제일 좋아하던 달콤새콤 쫀득이 건망고를 예로 들어보겠다. 100그램을 먹는다 친다면(건망고는 제법 무게가 나가니 놀랄 만큼 쉬 운 일이다) 73그램이 순수 당이다. 건포도, 대추야자, 무화과도 마 찬가지로 각각 100그램당 당분이 65그램, 64그램, 62그램이다. 나는 건과일이 비교적 건강에 좋은 줄만, 최소한 초코바보다는 나은 줄 알았다. 퇴출시킬 간식 하나 추가.

· 과일주스 – 일반적인 330밀리리터짜리 트로피카나 주스에는 어 마어마하게도 30그램대략 7작은술의 설탕이 들어 있다. 거의 일반 콜라 한 캔하고 맞먹는다. 물론 비타민과 미네랄이 있긴 하지만 그건 그렇게 당도가 높지 않은 다른 식품에서도 얻을 수 있다. 이 노센트 스무디(이제 이 회사가 코카콜라 소유란 걸 다들 알았는지?) 작 은 병 하나엔 설탕 6작은술약 26그램에 해당하는 당이 들어 있다. 이런 회사들은 늘 재빠르게 비판에 대응하여 천연 과당을 쓴다고

주장하지만 신체는 과도한 과당에 대해 마찬가지로 반응한다. 근사하긴 하지만 과일주스와 스무디도 퇴출시켜야 한다. 절박하게 단 걸 바라는 내 두뇌는 아쉬워하겠지만 허리둘레는 내 결정에 고마워할 것이다.

· <u>빵과 파스타</u> - 영국인들은 빵을 사랑한다. 그렇지 않다면 왜 하루 1,200만 개씩 팔리겠는가? 나도 빵순이다. 엄마가 싸준 점심 도시락에 든 흰빵 샌드위치나 토스트가 아니라 그릴에 넣어야 할 만큼 두껍고 버터를 잔뜩 바른 흰빵 토스트는 내 마음속에서 특별한 자리를 차지하고 있다. 하지만 퇴출시켜야 했다. 대다수 사람들은 마트에서 파는 대형회사의 가공빵에 설탕이 많다는 것은 안다. 일부는 제빵 과정에 필요해서 나머지는 제조사에서 '맛을 내기 위해' 첨가한 것이다. 하지만 몇몇 흰빵이나 갈색빵, 잡곡빵에는 식빵 한 덩어리당 실상 10그램 안팎의 설탕이 함유되어 있고, 킹스밀즈 팜하우스 식빵에도 한 장에 1.8그램의 설탕이 들어 있다. 많은 사람들이 아침 토스트로 최소한 두 장씩 먹고, 점심 샌드위치로 두 장을 먹는다. 뭘 바르거나 얹지 않고 그냥 맨빵만으로도 하루 권장량의 8퍼센트라는 놀라운 수치에 달하는 것이다. 파스타에는 설탕이 따로 첨가되지는 않지만 이 두 가지 식품은 고도로 가공된 밀로 만들어져 GI지수가 높다. 또 밀은 다른 어느 곡물보다도 빠르게 당으로 전환된다. 당은 다시 지방으로 바뀌고 이는 대체로 골반, 허벅지, 엉덩이와 배에 저장된다.

· <u>감자</u> - GI지수가 높으니 퇴출시키고 대신 고구마를 먹어야 한다.

아일랜드인의 피가 섞였음에도 난 원래 그다지 감자를 좋아하지
않아서 내겐 딱히 힘들 것이 없었다.

· 알코올 – 마지막으로 미뤄둔 가장 괴로운 변화. 슬프지만 술도 끊
어야 한다. 알코올이 딱히 몸에 좋을 게 없다는 거야 알았지만 진
짜 얼마나 당도가 높은지는 전혀 감이 없었다. 그게 천연 녹말과
설탕을 발효시키고 증류시켜 만들어진다는 걸 뻔히 알고 있었으
니 변명의 여지는 없다. 이 당분은 영양가는 전혀 없으면서 칼로
리만 높다. 건강 전문가들이 '공허한 칼로리'라고 부르는 바로 그
거다. 하지만 영양가가 있든 없든, 나는 늘 음주의 사회적 가치를
높이 쳤다. 내게 있어 최고의 추억이나 경험 몇 가지는 한두 잔
걸친 후에 생겼다. 하와이에서 오랜 친구와 새로 사귄 친구들과
함께 바닷가에 앉아 그 지역 비키니 블론드 맥주 한 병을 나눠 마
시며 보낸 밤. 사케로 용기를 얻은 도쿄 가라오케 바의 밤. 위스키
사워로 흥겨워져 낸터킷 섬 부둣가 조그만 바에서 즉흥적으로 벌
어진 빌리 조엘 노래 합창. 패링던의 코치 앤드 호시즈 펍에서 위
험한 오지로 떠나는 동료들과 나눈 와인. 무엇보다도 긴 하루 끝
에 텔레비전 앞에서 와인 한 잔을 마시면 즉시 스트레스가 풀린
다. 사실 이 대목은 생각하기만 해도 우울해진다. 나는 일주일에
기껏해야 알코올 12유닛 주류에 함유된 순수 알코올을 측정하는 단위. 1유닛은
10밀리리터이며 와인 한 잔은 2~3유닛, 맥주 500밀리리터는 2.5유닛 정도로 여성의 경우
주당 14유닛 이하가 권장된다-옮긴이 정도만 마셨기에 더 소중했다. 30대
초반 독신 여성으로서 술은 나와 많은 친구들을 엮어주는 사회적

접착제였다. 가끔씩 술 한잔하러 가지 않으면 친구들과 뭘 한단 말인가? 그냥 커피나 하고 말아? 밤에? 재미있을 거 같지 않았다.

이를 제외하고도 우유와 유제품, 채소, 복합탄수화물과 고기에도 어느 정도 당이 함유되어 있다. 나는 이런 식품들은 계속 먹을 것이므로 실제적으로는 '무설탕 생활'은 아니다.

찬장을 치우기까지는 설탕을 포기함으로써 내 삶이 얼마나 변하게 될지 진짜로 실감하지 못했다. 그리고 설탕인지 알고 먹는 것만이 전부가 아니다. 이안 마버는 우리가 제품 성분표를 읽을 때는 설탕인 줄 모르는 종류가 있다고 지적한다. 자당sucrose, 맥아당엿당, maltose, 젖당유당, lactose, 덱스트로오스포도당의 일종, 과당fructose… 기본적으로 '-오스-ose'로 끝나는 성분엔 전부 설탕이 감춰져 있다고 한다. 시럽, 라이스 시럽쌀엿, 가공 라이스시럽, 글루코오스시럽, 사탕수수시럽 등도 마찬가지다. 무엇이든 시럽에는 설탕도 들어 있다. 최악의 적은 액상과당고과당 옥수수시럽high-fructose corn syrup, HFCS로 줄여 표기되기도 한다이다. 액상과당은 의료기관에서도 큰 비난을 받고 있다. 옥수수시럽과 혼합하여 만들어진 고도로 가공된 인공 당으로 저렴하기 때문에 과일주스, 샐러드드레싱, 제과류 등 많은 식품에 첨가된다. 문제는 특유의 구조 때문에 간에 빨리 흡수되며 그 즉시 지방으로 변한다는 사실이다. 또 하나의 끔찍한 사실은 인공적으로 만들었기 때문에 인체는 액상과당을 진짜 음식으로 인식하지 못해 아무리 먹어도 뇌의 허기를 조절하는 스위치가 꺼지지 않는다는 점이다. 계속 먹고 먹고 또 먹게 되면 혈당치가 치솟고 그걸 처리하기 위해 엄청난 양의 인슐린이 분비된다. 결국에는 몸이 다시 허기를 느끼기 전에 다들 익숙할 '당이 떨어진' 상태가 된다. 전반적으로 끔찍하고 무의미한 과정이다.

처음 2주 동안은 저설탕 생활 수칙을 가능한 철저히 따라야 했다. 하지만 제임스의 책은 아주 분명히 어쩌다 한 번 유혹에 무너지는 일이 있을 것이라고 말했다. 다행히 나는 강철 같은 의지력을 지녔지만 술을 멀리하는 것, 또는 레몬즙을 곁들인 보드카 소다처럼 저설탕 음료만 시키는 것이 내 새로운 삶에서 가장 힘든 부분이 되리라는 예감이 들었기에 가끔 상황에 따라 레드와인 한 잔 정도는 넘어가기로 정했다. 하지만 2주 내내 바닷가에서 오후마다 맥주를 몇 병씩 마시는 휴가는 과거의 일이 되었음을 되새겨야 했다. 금주가 주는 혜택을 생각하면 사실 쉬운 선택일 것이다. 맥주 1파인트<sup>약 568밀리리터</sup>는 피자 한 조각과 비슷한 열량이지만 피자에 있는 단백질, 복합탄수화물 등등은 없다. 또 나는 밤마다 맥주를 마시는 것보단 날씬한 허리를 더 원했다. 어째서인진 모르겠지만 전에는 생각조차 안 했던 전설의 맥주 축제인 독일 옥토버페스트에 가보지 못한 사실이 내내 아쉬웠다. 금단 중인 사람의 생각은 참 이상한 방향으로 뛴다.

이제 내 얼굴에 대해 이야기할 적당한 때가 된 거 같다. 뾰루지. 단것을 끊고 사흘이 안 되어 엄청나게 아픈 뾰루지가 몽땅 내 얼굴에서 파티를 벌이기로 작당한 것이다. 이미 힘들어 죽을 지경인데….

앞서 언급했듯이 설탕을 끊기로 결심한 이유 중 큰 부분이 여드름으로 고생하고 있어서였다. 허영심 많은 성격이라고 생각해본 적은 없지만 알고 보니 그랬다. 10대와 20대 초반에는 피부가 좋았는데 20대 중반에 뾰루지가 잘 생기게 되었다. 턱과 턱선 주위는 울긋불긋 일어나고 가끔 광대뼈에 커다랗게 성난 뾰루지가 났다. 피부 자체도 벌게 져 있었다. 칙칙하고 생기 없어 보였다. 식단을 바꿔보려 했지만 실질적인 개선은 아니었다. 몇 주 동안 초콜릿을 끊었다가 아무 변화가 없자 동기부여를 잃고 그만두고 말았다. 이제 보면 아무래도 식단에 설탕이 너무 많았던 탓이었지만 원인을 뿌리 뽑는 대신 나는 비싼 피부 관리를 정기적으로 받는 걸로 해결하려 했다. 뾰루지뿐만 아니라 눈 주위와 이마에 잔주름이 점차 늘어가고 있었고, 이것도 피부 관리로 해결되기를 바랐다. 또한 뺨과 이마에 색소 침착이 생기기 시작했다.

스트레스가 심한 일도 문제지만 설탕이 많이 들어간 식단의 큰 부작용이 피부 조기 노화다. 이건 4장에서 더 깊게 다루겠지만, 런던 워터하우스 영 클리닉의 피부과 전문의 미카 엥겔 박사가 설탕을 탐닉하면 피부가 어떻게 되는지 간단히 설명해주었다.

"지나친 설탕이 얼굴 피부에 나쁜 이유는 여러 가지죠. 혈당이 과도하게 높으면 체내 인슐린 생산이 늘어납니다. 이 과정은 세포 내의 '염증'을 유발하고 최근엔 이 염증이 피부 노화를 불러온다고 여겨지고 있어요. 이를 과학적인 용어로 '당화반응'glycation이라고 하죠. 대충 설명하자면 여분의 포도당이 피부의 '젊음의 단백질'젊은이들의 안색을 팽팽하고 말랑말랑하게 보이도록 해주는 콜라겐과 탄력소과 결합해서 뻣뻣하고 딱딱하게 만들어요. 세포 표면이 '캐러멜화'되는 거죠. 피부 속 콜라겐과 탄력섬유소가 가장 중요한 기능인 세포 분열과 조직 재생을 더 이상 수행할 수 없게 됩니다. 그러면 피부가 빨리 주름이 지고 처지며 시간이 흐를수록 문제는 심각해져갑니다. 또 당화반응의 부산물이 체내에 축적되어 피부는 더 칙칙하고 나이 들어 보이게 됩니다."

칙칙하고 나이 먹어 보이는 것 대 디톡스로 인해 10대처럼 여드름으로 울긋불긋한 피부. 힘든 선택이었다. 하지만 나는 이게 그저 지나가는 과정이기를 빌며 컨실러를 챙겨넣은 가방을 들고 출근길에 나섰다.

3일째, 전날과 마찬가지로 멍한 상태에서 하루가 지나갔다. 배가 고프지는 않았다. 간식으로 귀리 비스킷과 아보카도 슬라이스, 오후 4시쯤엔 늘 뭔가 우물거리고 싶어지니까 아몬드 한 줌도 챙겨 왔다. 점심은 또 샐러드로, 이번에는 칠면조에 시금치, 비트, 그 외 이런저런 재료에 올리브오일만 뿌린 것이었다. 음식 자체는 그렇게 크게 희생적이라고 느껴지지 않았으나 탄산음료와 스무디가 무척이나 그리웠다. 오후 7시 반쯤이 되자 나는 얼른 잠자리에 들고만 싶었다. 머리는 지끈거리고 누가 내 머릿속에 헬륨 가스를 채워넣은 기분이었다. 나는 또 택시를 타고(건강을 찾지니 돈이 많이 들었다) 집에 돌아가 시금치 프리타타 채소나 고기를 넣어 구운 이탈리아식 달걀 요리-옮긴이 를 먹은 다음 화장을 지우고 뾰루지에다가 수도크림 소독 크림의 일종 을 잔뜩 찍어 바른 다음(독신의 또 다른 장점) 곧장 침대에 누웠다. 하지만 역시나 잠을 이룰 수가 없었다.

이건 정말 말도 안 되는 일이었다.

약 3시간 후 자정쯤에야 간신히 잠이 들었지만 어마어마한 바닷가재가 나오는 괴상하고 황당한 꿈에 시달렸다. 새벽 5시에 식은땀에 젖고 기진맥진한 채 깨어난 나는 처량하게 울기 시작했다.

다른 사람들이 전부, 아마도 전 우주가 잠들어 있는(적어도 그렇게 느껴지는) 한밤중에 깨어나 삶의 큰 변화에 고통스러워하는 것보다 더 외롭게 느껴지는 일은 장담하지만 거의 없다. 이 고생을 해가며 무엇을 얻으려는 것일까 계속 의문이 들었다. 날씬한 몸매? 엄청난 수준의 건강? 사람은 영원히 살 수 없는 거고 나는 늘 즐거운 삶과 올바른 삶 사이에서 균형을 찾으려는 쪽이었다. 이미 지난 며칠간 내가 이런저런 음식을 먹지 않는 이유를 말하자 친구들 몇이 혀를 차며 '인생은 짧아'라는 진리를 말한 참이었다. 이렇게 애쓸 만한 가치가 있을까 하는 생각이 들었다.

내 상태가 안 좋아진 원인의 일부는 해독 과정에서 오는 우울함이라는 건 알고 있었다. 내 몸이 어마어마한 화학·생활·육체의 변화 과정 중에 있으니 약간 불안정하고 이상하게 느껴지는 것도 당연했다. 하지만 또 왜 이 고생을 하고 있는지 스스로 잘 알 수 없기도 했다. 내 체격이 보통에서 살짝 큰 편이긴 하지만 사이즈에 크게 구애받는 사람은 아니었다. 기존의 삶과 생활방식에 만족하고 있었는데 왜 굳이 잘 굴러가던 것을 뒤집어 고독을 자초하는 걸까? 얼마나 날씬해지든 간에 술이나 외식을 절대 안 한다면 무슨 수로 새 남자친구는 사귈 수 있겠는가? 아니, 다 떠나서 이 끔찍하게 아픈 상태는 도대체 얼마나 계속될까?

너무 기분이 처지고 몸이 안 좋아서 유례없는 일이지만 회사를 하루 쉬기로 결심했다. 지금 와서 돌아보니 4일째가 최악의 지점이었다. 또한 이어진 조사를 통해 무언가를 포기할 때 모든 인간이 이러한 심리를 느낀다는 걸 알게 되었다. 이렇게 부풀려지고 과장된 의혹은 내가 현재 실행하려는 변화를 진정으로 원하는지 뇌가 확인하는 과정이라고 한다. 이 주제에 대해선 8장에서 더 깊이 다루겠다.

금단증상이든, 수면 부족이든, 그 모든 것이 복합적으로 작용했든 간에 기절할 듯이 어지러웠다. 뒤집힌 속을 끌어안고 하루 종일 소파에 뻗어 윔블던 경기를 시청했지만 무엇에도 집중할 수가 없었다. 오후에 가까운 가게로 산책 삼아 나갔는데 가는 길에 그리고 돌아오는 길에 실수로 차 앞으로 걸어 나가고 말았다. 캔 콜라를 마시는 일꾼을 멀거니 쳐다보다 그 달콤하고 짜릿한 목 넘김이 미치도록 부러워 하마터면 한 모금만 달라고 할 뻔했다.

안절부절못하는 상태로 집에 돌아온 나는 도움을 찾아 인터넷을 뒤졌다. 먼저 설탕을 끊은 많은 선구자들은 몸의 독소 제거를 위해 물을 엄청 많이 마시라고 조언하고 있었다. 나는 이미 하루 1.5리터의 물을 마시고 있었지만 많은 이들이 해독 기간 중에는 최소 하루 2.5리터를 목표로 하라고 말했다. 만세! 이건 내가 할 수 있는 일이었다. 공원 산책 같은 가벼운 운동을 하라는 제안도 있었다. 일단 저녁으로 맛있는 걸 만들어 먹고 든든하고 건강에 좋은 식품을 온라인으로 주문해서 현재로선 우울해질 만큼 텅 빈 찬장을 채워야겠다고 마음먹었다.

건강한 식단이란 무엇을 먹지 않느냐가 아니라 무엇을 먹느냐가 관건이다. 설탕을 끊어도 음식에 꿀이며 시럽을 잔뜩 뿌린다면 아무 소용이 없다. 인공감미료도 마찬가지다. 그건 건강에 큰 도움이 되지 않는다.

영양이 풍부한 식품이야말로 몸과 마음의 건강을 개선시켜주므로 나는 가상의 카트에다가 견과류를 넣기 시작했다. 시나몬, 씨앗류, 유기 농 요거트, 쌀우유, 허브차, 현미, 스펠트밀 파스타, 달걀, 후무스, 콩류, 유기농 훈제 연어와 고등어 그리고 곡물류.

내가 직접 요리할 때는 유기농 고기로만 먹자고 마음먹었다. 훨씬 비싸기는 하지만 차라리 덜 먹더라도 항생제가 잔뜩 주입되지 않은 건강에 좋으며 행복한 고기를 먹겠다고 합리화했다. 녹청색 채소, 탄 산수, 샐러드에 쓸 고급 올리브오일과 아몬드 버터가 카트에 들어갔 다. 아보카도도. 요리용 코코넛오일과 나의 새로운 단골 레시피인 단 백질 팬케이크6장 참고에 넣을 마른 재료들. 고구마. 뭔가 든든하고 금방 되는 것이 필요한 비상시를 대비한 스펠트밀로 만든 스파게티. 그리고 소스를 퇴출시켰으니 맛을 낼 향신료도 더 장만해야 한다는 것을 깨 달았다. 내가 먹을 수 있는 음식, 정말 좋은 것들이 많다는 사실에 들 떴으나 세 가지가 쾅 하고 와닿았다.

· 이 새로운 생활방식은 돈이 많이 든다
· 요리를 얼른 더 배워야 한다
· 재료를 가지고 직접 만드는 요리에는 설탕이 포함되어 있지 않다

그날 밤 나는 아로마테라피 어소시에이츠 딥 릴렉스 오일을 풀고 목욕을 한 다음 10시쯤 잠자리에 들었다. 금요일, 또다시 잠 못 이루고 뒤척이는 밤이었다.

이번에도 잠을 설쳤고 두 번이나 깨서 화장실에 가야 했지만(빌어먹을 물 마시라는 충고 때문에), 내 착각이 아니라면 다음날엔 두통이 수그러들기 시작했다. 그래도 거의 종일 소파에 누워 있었지만 오후에는 몸을 일으켜 친구 케이티와 극장에 갈 기운을 낼 수 있었다. 큰 실수였다. 팝콘 냄새가 거의 나를 쓰러뜨릴 정도였다. 〈프로메테우스〉를 보는 동안에는 내 옆의 남자가 토피맛 아이스크림 작은 통을 먹었고 나는 내내 군침을 흘리고 있었다. 잔뜩 심통이 나서 씩씩대며 집으로 돌아온 나는 갈망을 다스리는 데 도움이 되기를 바라며 시나몬과 카다몸 차를 끓였다.

그날의 외출에서 얻은 교훈이 있다면 유혹에 직면하면 금욕이 훨씬 더 힘들어진다는 사실이었다. 정신적으로 강해졌다고 느끼기 전에는 내가 끊은 것 근처에는 가까이도 가지 말자고 결심했다. 영화관에 앉아 남의 팝콘이나 아이스크림에 침을 흘리는 것은 달갑지 않은 일이다. 추가로, 이 초기 단계에서는 누군가 내게 킷캣 초콜릿이나 상세르 와인 한 잔을 권했을 때 무너지지 않을 자신이 없었다.

일요일이 되자 두통은 사라졌다. 밤에 한 번 깨어나긴 했지만 분노나 근심에 휩쓸리지 않으려 노력하며 곧장 다시 잠들었다. 헬스클럽에서 하는 가벼운 요가 수업에 참가하고 어마어마한 양의 마트 배달을 받아 찬장을 다시 채운 다음 숙주와 채 썬 채소를 듬뿍 넣은 아시안 비프 샐러드를 만들었다.

월요일에는 안구 뒤쪽의 미약한 두통만 남았는데 전설적인 케이크 전문점 허밍버드 베이커리의 열두 개들이 컵케이크 한 상자가 내 앞으로 직장에 배달되었다. 어떤 삐뚤어진 심사인지 홍보 담당들은 가끔 어마어마한 크기의 케이크, 비스킷, 초콜릿이나 도넛 상자를 잡지와 신문의 패션, 건강, 미용 부서에서 일하는 여성들에게 보내곤 한다. 지구상에서 가장 체중에 집착하는 여성들이 날마다 여기저기에서 날아 들어오는 '작은 간식거리'를 반가워할 거라고 생각하는 모양이다. 사실 나는 이런 종류의 선물을 '다이어트 놀리기'(종종 꼭대기의 장식 아이싱은 걷어내고 먹곤 했다)라고 불렀다. 하지만 이날은 그 상자를 내 자리에서 최대한 먼 빈 책상에다 갖다놓았다. 이 전략은 잘 먹힌다. 번개처럼 빨리 행동하지 않으면 함께 일하는 삼십여 명의 여자들 덕분에 유혹에 넘어갈 거리가 남아나지 않을 테니까.

도와주려 했지만 몇몇 동료들은 나의 새로운 식이요법(내가 하는 것을 단지 뱃살만이 아니라 건강을 위한 전반적인 변화로 여겼기에 '다이어트'란 단어를 쓰지 않으려 주의했다)에 좀 어리둥절해했다. 몇몇은 오후 4시에 매점으로 초코바를 사러 내려가면서 '그냥 나랑 반씩 나눠 먹자'고 조르기도 했다. 다른 사람들이 단것을 즐기고 있을 때 나 혼자 페퍼민트 차를 시키는 모습이 좀 이상하게 비춰졌던 모양이다. 한 명이 일상적으로 나눠 먹던 간식을 거절하기 시작하면 다른 사람들은 괜히 비난받는 기분이 든다.

불행히도, 나는 남들의 기분을 좋게 해줘야 직성이 풀리는 사람이다. 나 혼자 두면 의지가 흔들리는 일이 거의 없다. 하지만 내가 뭘 하지 않으면 실망하는 기색을 내비치는 사람들과 한 방에 있으면 그저 평화를 유지하기 위해서 거의 확실히 물러서고 만다.

무너질까 봐 걱정되어 나는 팀원들에게 내가 똑바로 그리고 제대로 할 수 있도록 도와달라고 부탁했고 늘 힘이 되어주는 동료 올리비아는 당장 나가서 다 함께 나눠 먹을 수 있게 견과류를 한 봉지 사왔다. 기뻐서 거의 울 뻔했다.

하지만 여자들만 있는 사무실에는 분명히 음식에 대한 경쟁적인 요소가 있고, 이건 언론계 여자들에게만 해당되는 얘기가 아니다. 국가보건서비스에서 일하는 엄마와 여동생에게 그쪽에서도 '누가 언제 뭘 먹는가'가 복사기 앞 화젯거리냐고 물었더니 동생이 나를 마치 머저리 보듯 하며 말했다.

"물론이지. 어디에나 자긴 안 먹으면서 남들을 먹이려는 사람이 있어. 그런 사람들이 만들어 온 케이크 거절해본 적 있어?"

화요일, 일주일째, 컨디션이 나아지기 시작했다. 간식 준비에는 완전히 익숙해졌다. 출근 전 채소를 썰어서 후무스 작은 병 하나와 함께 가져간다. 공이 들긴 하지만 그럴 만한 가치가 있었고 내 친구 케이트 역시 함께해 채소 스틱과 후무스를 챙겨왔기 때문에 간식 먹는 일이 즐겁기까지 했다. 그리고 불현듯 허기가 닥쳐올 때를 대비해 늘 가방에 귀리 비스킷 작은 봉지 하나를 챙겨 다니는 게 몹시 중요하다는 것을 깨달았다. 아보카도는 오후 간식으로 엄청나게 소중한 존재가 되었고, 아침 커피(매일 아침 출근길 동네 작은 커피숍에서 빼먹지 않고 산다)는 점심까지 버틸 수 있게 해주었다.

몇 년 전까지만 해도 당연했던 깊고 규칙적인 수면이 돌아왔고 그러자 돌연 모든 것이 견딜 만해졌다. 거의 일주일 동안 지하 주차장에

방치되어 있던 내 파슐리 자전거를 타고 천천히 집에서 회사까지 다닐 만한 기운을 찾았다. 비록 평소보다 10분 더 걸리긴 했지만.

그즈음부터 비교적 덜 힘든 나날이 흘러갔다. 줄줄이 진열된 초콜릿과 저렴한 낱개 사탕들을 마주해야 하기에 그간 피해왔던 동네 끄트머리 니나네 가게에서 신문을 살 용기도 냈다. 제일 심했던 뾰루지들은 사라지기 시작했고, 금요일엔 동료가 내 눈의 흰자가 더 환해 보인다고 말했다. 꽤 희한한 칭찬이었고(그럼 전엔 누런색이었나?) 나는 알아채지도 못한 변화였지만 뭐든 이 식이요법이 효과를 보이고 있다는 징조에 목이 말랐기에 기쁘게 받아들였다. 그다음 주에는 다른 남자직원이 내게 눈이 반짝인다고 말했다. 작당해서 무슨 별난 장난을 치는 게 아니라면 내 몸속에서 일어나는 변화가 뭐든 간에 눈동자에 제일 먼저 영향을 주고 있음이 분명해졌다.

설탕을 끊은 사람이 사흘째부터 상태가 나아지고, 닷새째부터는 활력이 넘쳐난다고 하는 글을 다양한 책과 웹사이트에서 읽었다. 나는 이안에게 왜 나는 활력은커녕 상태가 나아지는 데만도 이렇게 오래 걸렸는지 물었다.

"대다수 사람들과 달리 당신이 더 오랫동안 힘들었던 건 인슐린 저항성이 약간 있어서 그럴 수도 있어요."

흥미로웠다. 2013년 나는 영국 여자 다섯 명 중에 한 명은 해당된다는 '다낭성난소증후군' 진단을 받았다. 혹시 잘 모를 경우를 대비해 설명하자면 난소에 난포나 낭종이 다수 생겨나는 증상을 말한다. 나와 마찬가지로 이중 절반은 아무런 증상이 없으며 초음파 검사를 받기 전에는 그런 질환이 있는지도 모를 수 있지만, 이 질환과 인슐린 저항성 사이에는 연관관계가 있다. 앞부분에서 이미 살펴봤듯이 인슐린은 혈액 속 과도한 포도당<sup>당분</sup>을 처리하기 위해 췌장에서 생산하는 호르몬이다. 인슐린은 기본적으로 포도당이 세포로 들어가 에너지로 사용되게끔 한다. 만약 인슐린 저항성이 있다면 신체가 인슐린에 빠르게 반응하지 않고 췌장은 혈당을 조절하기 위해 인슐린을 계속해서 만들어낸다. 결국에는 체내 세포가 인슐린에 반응하지 않게 되고 혈중 포도당이 쌓여가 당뇨병으로 이어진다.

다낭성난소증후군이 있는 여성들은 제2형 당뇨병에 걸릴 위험이 높다. 당시 검사를 받아본 적이 없어 내가 당도 높은 식단을 먹을 때 인슐린 저항성이 있었는지 이제는 알 수 없지만 증상을 알아두면 몇 가지 혈액검사로 확인할 수 있으니 도움이 될 것이다.

### 인슐린 저항성 증상

· 멍한 머리 – 확인

· 높은 혈당 – 당시에 검사를 받은 적이 있나 모르겠음

· 복부 팽만감 – 별로 듣기 좋은 건 아니지만, 아무튼 확인

· 졸음, 특히 식곤증 – 식곤증이 심한 건 아니지만 대체로 잠을 많이
  자야 하는 편

· 체중 증가, 지방 축적, 체중 감량 어려움 – 확인, 확인, 확인

- 혈중 트리글리세라이드 중성지방 수치 증가 − 모름
- 혈압 증가 − 맞음, 언제나 혈압이 정상 범위 내에서 높은 편이었음
- 높은 콜레스테롤 − 아님
- 혈중 전前염증성 사이토카인 세포 염증을 일으키는 단백질 수치 증가 − 모름
- 우울증 − 생리 때 기분이 가라앉긴 하지만 우울증이라고 할 정도는 아니니 해당 없음
- 겨드랑이, 목, 피부 접히는 부위의 색소 침착 − 아님
- 허기 증가 − 확실히 해당됨

그 이후 다른 변화들도 감지되었다. 신기하게도 후각이 미친 듯이 예민해졌다. 애초에 레드불 팬은 아니긴 했지만 지하철 옆자리에 앉은 남자의 열린 캔에서 나는 엄청나게 단 냄새에 속이 메슥거렸다. 마트 제빵 코너에서 초콜릿 머핀 굽는 냄새를 매장 입구에서부터 맡을 수 있다(그 냄새는 위협적일 만큼 근사했다). 다이어트 콜라는 이상하게 금속 냄새가 났다….

거의 2주째가 되어서 처음으로 피부 칭찬을 들었다. 조찬 모임에서 거래처 사람이 얼굴에서 '빛이 난다'고 말했다. 옷이 헐렁해졌고(사무실 여직원 여러 명이 알아챘다) 배가 들어갔다(아마도 이전의 느릿느릿한 소화 속도가 여러 단계 빨라져서일 듯하다). 채소 섭취량이 늘어나면 이런 변화가 생기는 모양이었다.

솔직히 말하자면, 상태가 안 좋았던 이유는 지난 몇 주간 원하는 걸

먹을 수 없다는 사실에 내심 씩씩거리고 있었기 때문이기도 했다. 내 내 어떤 여자들은 점심에 버거를 먹고 간식으로 초콜릿을 먹어도 10사이즈를 유지하는데 왜 나는 아닌지 억울한 기분이었다. 하지만 3주째가 되자 덜 우울해졌다. 흔히들 오랜 습관을 없애거나 새로운 습관을 들이려면 21일이 걸린다고 하는데 딱 맞는 말인 듯했다. 몇몇 친구들은 초콜릿을 먹어치우고도 체중이 늘지 않는데 난 그럴 수 없다는 사실에 아직 분노하고 있지만 전반적으로 스트레스가 줄어들었다. 나는 아일랜드계의 피가 섞여 있고 아버지의 불같은 성미를 물려받았지만 3주째엔 상황을 좀 더 내 속도로 받아들일 수 있었다. 한 달 전에는 기고자가 마감을 어기거나 전화를 받지 않으면 격분해서 고래고래 소리를 질렀겠지만 이제는 덜 중요하게, 최소한 내가 열을 올릴 만큼 중요하진 않게 느껴졌다.

전에는 기분이 롤러코스터를 타고 있었던 것 같았는데 갑자기 거기서 내린 듯했다. 에너지 수준도 안정되었다. 비스킷을 두세 개 먹어야 할 것 같은 기분이 드는 오전 중반이나 티타임에 목숨 걸던 상황이 사라졌다. 자유로워진 느낌이었다. 당시에는 이유를 설명할 수 없었지만 그냥 변화가 느껴졌다.

나는 스트레스와 설탕의 연관관계를 찾아보기로 했다. 많은 이들이 겪어봤겠지만 힘든 때가 닥치면 곧장 과자 상자로 향하게 된다. 최신 통계에 따르면 지난 50년간(서구 세계에서의 삶이 점차로 스트레스가 높아지는 동안) 가공설탕 소비량은 세 배로 뛰었다고 한다. 세계코코아재단에 따르면 영국인들은 연간 초콜릿만 24파운드(약 10.88킬로그램, 어마어마하다)를 소비한다. 이건 다른 단것이나 가공식품에 숨겨져 있는 당류는 아직 계산에 넣지도 않은 것이다.

그러나 스트레스를 해소해줄 것이라는 우리의 믿음은 배신당하고 연구 결과 달콤한 간식류는 사실 우리를 더 당황하고 긴장하게 만든다. 이걸로 설탕을 끊은 후의 내 기분 변화가 설명이 된다. '두뇌를 위한 음식'음식과 정신 건강의 관계를 홍보하는 의사, 과학자, 영양사, 정신과 의사, 심리학자들의 모임의 과학자들은 행동상의 변화와 혈중 당도 사이에 관계가 있다고 믿는다. 이 모임의 영양 상담사 데보라 콜슨이 내게 들려준 얘기다.

"기분과 혈당 균형 사이에는 직접적인 연관이 있어요. 경험상 혈당 균형 불량은 급격한 감정기복, 우울증, 불안증 그리고 제가 '감정성' emotionality이라고 부르는 방금 전까지 멀쩡했다가 다음 순간 눈물을 터트리는 증상의 가장 큰 요인입니다. 혈당치의 변동폭이 크면 스트레스를 감당하는 능력이 줄어들어요. 물론 현대 생활에는 스트레스와 기분 저하를 불러오는 많은 요인들이 있지만가정 붕괴 등 나쁜 식단 또한 큰 요인이지요. 비타민 B, 아연, 마그네슘, 크롬, 필수지방산 등의 영양이 풍부한 음식은 정신 건강에 필수적이고, 설탕이 많이 든 식단을 먹는 사람들은 몸에 적절한 대응기제를 만들어주지 못합니다."

내가 엄청나게 스트레스를 받는 직업에 종사한다는 이야기는 앞서도 했다. 오랜 시간 일하면 직장에서만 힘든 게 아니라 퇴근 후에도 해야만 하는 일들을 처리하느라 바쁘게 돌아다녀야 한다—집 청소, 친구들 만나기, 세탁소에 맡긴 옷 찾아오기, 장보기…. 아무래도 나는 스트레스 호르몬인 아드레날린과 코르티솔흔히 말하는 투쟁도주반응 호르몬 투성이로 살았을 거라는 생각이 든다. 과도한 아드레날린과 코르티솔 분비는 허리와 배에 지방이 쌓이게 할 뿐만 아니라 몸이 설탕을 갈망하게 만들고, 과도한 설탕은 스트레스를 받게 한다.

이걸 알고 나니 설탕의 정체가 제대로 보였다. 양의 털을 뒤집어쓴 늑대. 이런 것들을 다 알고 나니 예전 생활방식으로는 절대 돌아갈 수 없을 것 같았다.

하지만 흔들린 때는 있었다. 막 2주째에 접어들었을 때 아빠와 윔블던에서 열리는 여자 준결승 경기를 보러 갔다. 경기는 점심시간에 시작했는데 올 잉글랜드 클럽 입구에서 만나보니 내가 먹을 수 있는 게 사실상 전혀 없음이 금세 분명해졌다. 크림을 곁들인 딸기? 아니지. 샴페인? 어, 통과. 엄마가 도시락을 싸준다고 했을 때 들었어야 했다. 결국 10파운드쯤 하는 비싼 핫도그를 시켜서 소시지는 먹고 빵은 남겼다. 영양가 있는 점심이라고는 할 수 없었다. 아빠는 내가 비이성적으로 행동한다고 생각하셨다.

마찬가지로 3주가 되기 직전 주말 나는 남자친구, 아기, 개와 함께 시골에 사는 대학 시절 친구 아스펜을 만나러 헨리까지 운전해 가기로 결심했다. 길을 나섰다가 엄청난 교통체증에 걸렸고 기름이 거의 떨어졌다. 이미 점심은 1시간 반이나 늦었고 주유소에서 배는 고프고 기분이 이상했다. 뭔가 먹고 싶었다. 하지만 뭘 먹어야 할까? 냉장고에는 일반 생수조차 남아 있지 않았고 볼빅 터치 오브 프루트 레몬과 라임맛 물만 있었는데 500밀리리터 한 병에 당류 27그램(설탕 7작은술, 또는 크리스피 크림 도넛 세 개랑 맞먹음)짜리 음료수를 이제껏 그렇게 잘해온 마당에 마시고 싶진 않았다. 귀리 비스킷을 챙겨오지 않은 스스로를 욕하며 대신 땅콩과 다이어트 콜라 한 캔을 샀다. 한 모금 마시자마자 나는 음료를 내던져버렸다. 예전엔 어떻게 이런 걸 하루에 두어 캔씩 마셨는지 알 수가 없었다. 지나친 달달함과 금속맛이 결합되어 너무도 이상했다. 물론 땅콩은 다시 고속도로에 들어서기도 전에 다 흡입해버렸다.

하지만 얼룩덜룩한 번데기에서 빠져나오는 커다란 나비처럼 모습을 드러내고 있던 새로운 나로 돌아가보자. 분명한 변화가 일어나기 시작했다. 손톱이 더 빨리, 단단하게 자라는 것 같았다. 피부는 완전 나아졌다. 부스스하고 칙칙하며 얼룩덜룩한 안색이 아니라 화장 없이도 다시 장밋빛 뺨이 되었다. 미각은 과도하게 예민해졌다. 달콤하지 않았던 우유, 아몬드 같은 것이 완전히 새로운 맛이 되었다. 튼튼해진 면역체계라거나 생리주기의 안정처럼 인생을 바꿔놓는 변화는 그 후 몇 주, 몇 달에 걸쳐 차근차근 이루어졌지만(이 책의 뒷부분에서 다루겠다), 옷이 헐렁해졌고, 몇몇 친구들은 나더러 '진공 포장한 것처럼' 줄어들었다고 했다. 4주 후면 스페인으로 휴가를 갈 참이니 멋진 일이었다.

# 3장
—
## 가족이라는 끈

'우리의 설탕에 대한 집착은 주로 사회적 조건화 탓이고
마케팅이 큰 부분을 차지한다.'

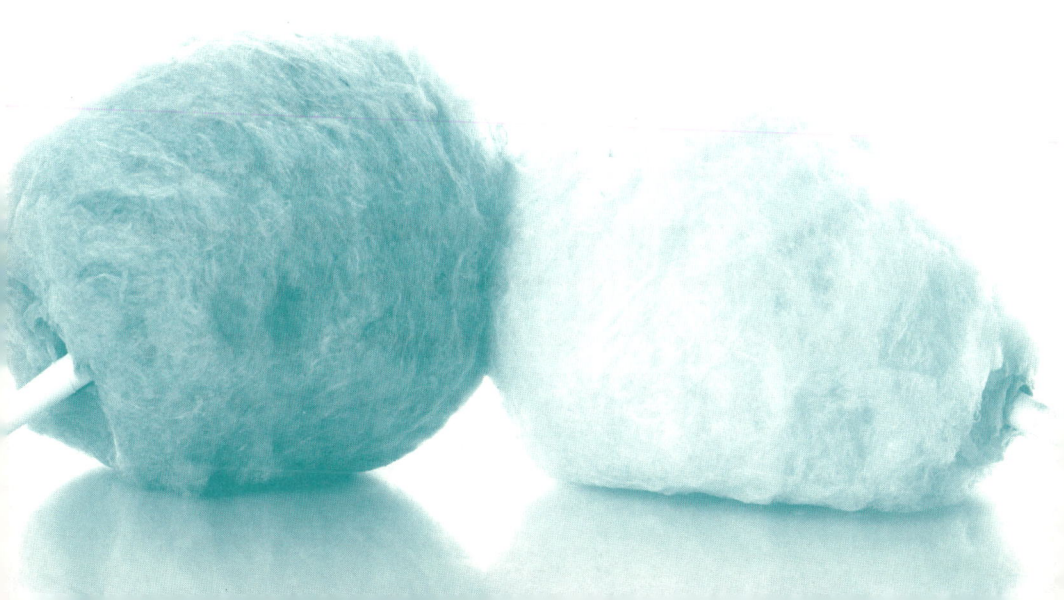

# 예전의 나로 돌아가지 않으리라는 깨달음은

후련함과 동시에 두려움을 주었는데 어린 시절 가장 큰 영향을 준 영화 〈자동차 대소동〉의 주인공 존 캔디의 대사를 빌려 말하자면 이는 '내가 나 자신을 좋아했기' 때문이었다.

나는 냉장고에 샴페인 여섯 병, 맥주 열 병, 다양한 색상의 비싼 네일 폴리시 스무 병(작은 생활의 지혜, 네일 폴리시를 냉장고에 보관하면 색이 바래는 현상을 늦출 수 있고 좀 더 매끄럽게 발린다)과 우유, 달걀 몇 개, 파르메산 치즈, 시금치 정도 외엔 별로 든 게 없는 여자였다. 집에서 편안한 밤을 보내는데는 그걸로 충분했다. 내 친구들도 대부분 마찬가지였다. 30대 초반, 다들 자기 직종에서 잘나가고 있고 대부분 혼자 살며 좋아하는 일을 좋아하는 시간에 좋아하는 사람들과 함께했다.

하지만 이제 내 삶에는 계획이 필요했다. 제대로 영양소를 갖춰 섭취하기 위해 아침, 점심, 저녁으로 뭘 먹을지 준비해야 했다. 이는 전반적인 생활방식도 바꿔야만 한다는 말이다.

새로운 나의 냉장고엔 타히니(샐러드드레싱을 만드는 데 쓰이는 참깨 페이스트) 병과 사과 사이더 식초, 오이, 비트, 파프리카, 셀러리, 케일과 뭐든 구할 수 있는 든든한 채소가 들어찬 채소 탈수기가 있었다. 늘 냉장고에 쟁여놓고 몇 조각 안 남으면 새로 사서 채워놓던 커다란 몬테주마 판 초콜릿은 사라졌다. 맥주가 있던 자리엔 아몬드와 헴프시드 버터가 들어섰다. 다크초콜릿 다이제스티브 비스킷 대신엔 플레인 유기농 귀리 비스킷. 냉동실은 얼음틀과 완두콩, 유기농 닭가슴살을 제외하곤 비어 있다. 사들인 신선 식품의 비용에 내 은행 잔고는 신음하고 있었다.

한 달째, 난 여전히 건강하게 해나가고 있었지만 컵케이크 반 개를 먹고 공연히 경악해서 엄살떠는 사람들을 보면 내 눈을 찔러버리고 싶었기에 나는 결코 그런 사람이 되지 않기로 마음먹었다. 먹고 싶으면, 먹자. 괜히 호들갑 떨지 말고 입에 넣은 다음에 한탄하지 말자.

첫날부터 나는 사람들이 알아채거나 물어오지 않는 이상 내가 먼저 나서서 이 새로운 식이요법에 대해 말하지 않기로 정했다. 일 관계나 가볍게 아침이나 점심을 같이 먹는 사람들에게 굳이 설명하고 싶지 않았다. 그러면 나 혼자 독백을 늘어놓게 되며 결국엔 내가 대화를 독점하는 기분이 들고 실제로도 종종 그랬다. 게다가 나는 늘 '다이어트 중'이라고 말하는 게 불편했다. 아마도 그러면 어떤 면에서 스스로를 불만족스럽게 여기고 바꾸고 싶은 것처럼 보이기 때문이리라. 비록 날씬하고 건강해지고 싶긴 했지만 사람들이 내가 스스로를 좋아하지 않는다고 생각하는 건 싫었다.

하지만 놀랍게도, 같이 식사를 하러 나갔을 때 내가 설탕 섭취를 제한하고 있다는 사실을 알아챈 사람은 극히 소수였다. 주문할 때도 크게 눈에 띄지 않았다. 단 음식을 알아보고 제외하기란 사실 상당히 쉬웠다. 그리고 식당 선택만 잘하면 거의 어느 것이든(그래도 디저트는 아니다. 그건 안녕) 먹을 수 있다는 점이 저설탕 식단의 최고 장점이다. 내가 좋아하는 생선이나 훈제 연어, 아니면 스테이크에 샐러드면 딱이다. 마찬가지로 볶음요리에 현미밥(가능하다면)을 곁들여도 된다. 로스트 요리, 스튜, 바비큐, 샐러드(드레싱은 주의해야)도 훌륭하다. 모르는 사람들은 내가 뭔가 계획 식단을 따르고 있다는 걸 알아채지 못할 만도 하다.

하지만 부모님에게는 설탕을 끊었다고 말씀드려야 했다. 윔블던에서 아빠와의 식사는 넘어갔지만 엄마의 매 같은 눈길은 피할 수 없었다. 엄마는 이해할 것 같지 않아서 계속 말하는 것을 미뤄왔다. 훌륭하고 정 넘치고 세상에서 제일가는 엄마지만, 가끔은 '런던에 따로 떨어져 사는 것' 때문에 내가 무슨 이상한 음식 문화에 빠질까 봐 늘 걱정이 한가득이신 분이다. 설탕을 끊기 전에도 가끔 내가 뭘 먹는지 확인하시곤 딸이 건강한 체격을 넘어섰음에도 불구하고 "그것보단 더 먹어야 해"라고 말씀하시기 일쑤였다. 또 내가 점심으로 먹은 걸 말하면 "그럼 섬유질은 뭘로 섭취하니?"라고 물으셨다. 정말이지, 엄마는 우리 집에 오실 때마다 우유 한 통이나 티백 같은 것을 싸오곤 하셨다. 아니면 집에서 만든 스파게티 볼로네이즈 소스를 얼려서 식품 포장용기에 넣고 비닐봉지 다섯 겹으로 싸서 녹는 동안 기차 안의 다른 승객들에게 냄새가 나지 않게 해서 들고 오셨다. 어쩌다 내가 새로 좋아하게 된 걸(그중 하나를 들자면 코코넛맛 요거트) 언급하면 엄마는 다음에 오실 때마다 4개들이 팩을 가져다주셨다. 런던에도 다 있고, 나도 스파게티 소스를 만들 수 있다고 말씀드렸지만 엄마는 굽히지 않으셨다. 마치 서섹스와 그 풍요로운 시장이 M23 고속도로를 따라 겨우 50마일(약 80킬로미터)이 아니라 저 세상 끝에 있는 것처럼 말이다.

엄마는 늘 요리에서 기름기를 빼는 데는 꼼꼼하셨고 음식에 소금도 치지 않았지만(엄마의 신조는 '필요한 소금은 이미 다 자연히 들어 있다'였다) 설탕에 대해서는 아무런 제한이 없는 듯했다. 음료수에 설탕을 넣는 건 허락하지 않으셨지만 음식 안에 든 설탕은 의식하지 않은 채 넘어 갔다.

일상적인 일은 아니었지만 우리 가족은 말티저 초코볼 한 봉지를 앉은자리에서 흡입할 수 있었다. 80년대에 자란 많은 아이들과 마찬 가지로 달콤한 과즙 음료를 큰 컵으로 들이키는 건 전혀 문제가 아니 었다. 비스킷은 항시 있었고 주말의 탄산음료도 마찬가지였다. 당연히 나탈리와 나는 어릴 때 양껏 먹었다.

단것은 특별한 때를 의미하는 데에도 쓰였다. 크리스마스에, 우리 가족은 금속통에 든 로즈 초콜릿을 두 통씩 해치웠다(통이 비면 엄마는 상자로 사다가 보충해 넣었다). 여동생과 내가 자랄 때 아빠는 토요일 오 후마다 럭비를 하셨고 그래서 엄마, 할머니, 나탈리와 나는 '시내'로 나갔다. 쇼핑과 볼일이 다 끝나면 할머니는 우리에게 손튼스의 클로티 드 크림 퍼지바를 하나씩 사주었고 우리는 집에 가는 동안 먹었다.

그래서 3주째에 부모님과의 통화 도중 나는 설탕 퇴출 폭탄을 터트 렸다.

"저 설탕 끊었어요, 엄마."

"하지만 넌 설탕 안 먹잖니."

"아니, 먹어요. 시리얼에도 과일에도 소스에도 다 들어가요. 빵하고 음료수, 술, 그리고 아이스크림과 내가 좋아하는 거의 모든 음식에 들어가서, 끊었어요."

침묵. 잠시 후 나는 말을 이었다.

"그리고 과일주스와 스무디에도. 온갖 것에 다 들어가서 무서울 지경이에요."

"그렇구나. 그래도 과일하고 시리얼은 먹어야 해. 그리고 과일주스와 스무디도. 그 말도 안 되는 저탄수화물 어쩌구를 하는 거니? 갈색 빵은 몸에 좋은 거야. 과일하고 주스도 몸에 좋고 나쁜 거 하나 없어. 네 말대로면 근본적으로 세상에 먹을 게 하나도 없다는 건데 말도 안 되는 소리다. 비타민을 충분히 섭취하지 못할 테고 몸이 안 좋아질 거야. 뭐든 적당히 해야 좋지. 게다가 그냥 사는 게 아니라 인생을 즐겨야지."

이 시점에서 나는 일단 동의하고 대화를 마무리 지었다. 아무래도 차근차근 그리고 직접 내가 병약해지거나 영양부족으로 죽어가지 않는다는 걸 보여드리는 게 최선일 듯했다. 통화가 끝나고 얼마 안 되어, 말하자면 귀가 간지러운 기분이 들었다. 그 순간, '니콜이 말도 안 되는 유행을 따라 다이어트를 한대'라는 정보가 아빠와 여동생(나탈리는 결혼해서 첫딸 밀리와 함께 친정집에서 두 골목 떨어진 곳에 살고 있었다)에게 전해지고 있을 것이다.

'심지어 빵도 안 먹는다는 거야.'

엄마의 반응이 충격은 아니었다.

해독 과정에서 많은 것을 배웠는데 설탕 의존이 꼭 매일 초콜릿을 먹거나 차에 설탕을 넣고 커피에 시럽을 넣는다는 의미는 아니라는 교훈이 가장 뇌리에 남는다. 나는 '숨겨진 단것'광이었고, 우리 가족 전부 그럴 것이다. 가족들은 주스를 갤런<sup>약 4.5리터</sup> 단위로 마시거나 하루 종일 다이어트 콜라를 홀짝이지는 않으니 나 정도는 아니겠지만.

나는 단것을 좋아하는 성향이 유전은 아닌지 찾아보기로 했다. 입맛은 타고나는 것일까 아니면 후천적일까? 이 주제에 대해선 사실 많은 연구가 있었고 모든 증거는 단것을 좋아하는 경향이 유전임을 가리킨다. 토론토 대학의 연구에 따르면 어떤 사람들은 '포도당 수송체2형' GLUT2이라는 유전자 변이가 있고 그런 사람들은 지속적으로 더 많은 설탕을 소비한다.

내가 어디서 그걸 물려받았는지 알기란 어렵지 않았다. 돌아가신 증조할머니와 할머니는 둘 다 엄청나게 단것을 좋아하셨다. 어쩌면 두 분 다 전쟁과 배급을 겪어 그럴 수도 있지만 증조할머니는 1960년대 후반까지 홍차에 설탕을 네 순가락씩 넣으셨고, 할머니도 마찬가지였다. 외할아버지(엄마가 열다섯 살 때 돌아가신) 또한 음료에 설탕을 퍼부으셨던 모양이다. 친할아버지는 아빠가 일곱 살 때 돌아가셨다.

아빠는 그때를 이렇게 말씀하셨다.

"배급제가 끝나고 설탕을 다시 자유롭게 손에 넣을 수 있게 되자 사람들이 열광했던 모양이야. 할머니는 배급제가 풀리자마자 파인애플 통조림 두 통을 사서 순가락을 들고 깡통에서 곧장 퍼먹는 걸로 7년간의 갈망을 푸셨지. 호되게 앓고 나서 그 후로는 내가 아는 한 다시는 파인애플엔 손도 대지 않으셨지만."

그렇다고 모든 설탕을 멀리하신 건 아니었다. 할머니는 아침으로 빵에 버터와 설탕을 발라 드셨고 좋아하는 빵과 버터, 쇠기름과 건포도 롤리폴리 푸딩에는 골든 시럽과 설탕을 둘 다 얹었다. 놀랄 일도 아니지만 할머니는 위아래 이 전체를 틀니로 해넣으셨다.

우리 아빠도 어린 나이부터 단것에 맛을 들였다. 딸 다섯 후에 낳은 유일한 아들이자 막내였기에 아빠는 실컷 오냐오냐 하며 키워졌고, 누나들과 많은 이모와 삼촌(아빠의 어머니인 우리 할머니는 아일랜드계 가톨릭이었고 열세 남매의 막내셨다)에게서 사실상 무제한적으로 단것을 얻었다. 아빠의 오전 간식은 파이브 보이즈 초코바로 뒷마당에서 개 샐리와 함께 먹곤 했다.

"당시엔 많은 아이들이 기본 영양이 부족했고 어머니들은 기회가 닿을 때마다 아이들에게 영양 보충을 시켜야 한다고 들어왔지. 난 '대구 간유와 맥아'라는 진하고 달달한 물엿 같은 것에 푹 빠져 있었어. 원재료대로라면 맛이 고약할 게 분명하니 아무래도 먹을 만하게 만들기 위해 설탕을 듬뿍 넣은 게 아닌가 싶다. 찬장 꼭대기에 놓인 황동색 돌려 닫는 뚜껑이 딸린 커다란 갈색 병에 들어 있었지. 나는 밤마다 두 숟가락씩 먹고 이를 닦을 생각은 하지도 않은 채 곧장 잠자리에 들었어. 행복한 50년대 얘기지. 그리고 라일스 골든 시럽을 녹색과 금색통에서 곧장 숟가락으로 떠먹던 기억도 생생하구나."

한때 정기적인 당 보충을 위해 바나나와 설탕 샌드위치를 드셨다는 엄마는, 1960년대 후반 외할머니와 함께 배앓이를 하고 어째서인지 설탕이 원인이라는 결론을 내린 후로 음료에다가 설탕 넣는 것을 그만두셨다고 한다. 1971년 내 부모님이 만났을 무렵엔, 아빠 말로 엄마는 '환타와 코카콜라에 바카디<sub>서인도제도 산의 쌉쌀한 럼</sub>를 넉넉히 넣어 희석시키고' 있었다고 한다.

하지만 분명히 나에 이어 2년 후에 동생 나탈리가 태어났을 때는 우리 집은 사실상 무설탕 지대였다. 아빠가 설탕을 '하얀 독'이라고 하셨을 정도였으니. 아무도 음료나 음식에 설탕을 넣어 먹는 일은 없었지만 어느새(대중이 가공식품을 먹기 시작했을 때인지, 아니면 정크푸드가 일반화되었을 때인지) 우리는 그 하얀 물질을 얼마나 먹고 있는지 감을 잃어버리기 시작했기에 엄마는 내가 음식이나 음료에 당을 더하지 않는다는 이유만으로 설탕을 전혀 먹지 않는다고 생각하게 된 것이다.

"대다수 가공식품에는 당이 첨가됩니다. 포장에 있는 성분목록을 보면 제일 양이 많은 것이 처음에 적혀 있어요. 가끔은 목록이 '물, 설탕'으로 시작하는데 설탕이 두 번째로 많은 재료란 말입니다. … 당류는 맹맹한 맛에 풍미를 불어넣어줍니다. 우리 미각이 모든 것에 둔감해진 것만 같아요. 그냥 은은히 단맛이 도는 정도로는 충분하지 않고 화끈하게 달아야 하는 겁니다. 고객들에게 생선초밥 대신 생선회에다가 현미밥을 곁들여 먹으라고 하면 그 차이를 이해하지 못합니다. 그래서 초밥의 점도를 높이기 위해 설탕이 들어간다고 말해주지요. 놀랍게도 고섬유질 빵에도 설탕이 들어갑니다. 사실 몇몇 건강에 좋다고 여겨지는 음식에도 설탕이 꽤나 많이 들어 있어요. 그래놀라가 대표적이죠. 레이첼스 유기농 저지방 바닐라 요거트는 일반 바닐라 요거트보다 더 당 함량이 높지요. 가끔은 아주 건강에 좋을 것같이 들리는 식품이 최악의 범인입니다. 여러분은 콘프로스트에 설탕이 잔뜩 든 걸 아니까 아이에게는 먹이지 않을 겁니다. 하지만 도싯 시리얼 같은 고급 무슬리는 먹이겠죠. 그러나 이런 제품 역시 대부분 엄청나게 당 함량이 높아요. 콜라 한 캔에 설탕이 35그램, 마스 초코바 하나에 30그램이 든 건 알지요? 그건 충격적이지 않아요. 하지만 레이첼스 유기농 무지방 블루베리 요거트는 몸에 좋은 것만 들었다고 생각하겠지요? 뭐니뭐니해도 레이첼스 용기에는 '유기농', '무지방', '블루베리' 그리고 '요거트'라는 건강에 좋다는 네 가지 요소가 적혀 있으니까 많은 부모가 아이들에게 이걸 사줄 겁니다. 예를 들자면 100그램당 17.5그램의 당류가 함유된(이건 보통 중간 정도 당 함량으로 여겨집니다) 뮐러 크런치 딸기 쇼트케이크 요거트보다는 낫다고 생각하겠지요. 그런데 레이첼스 유기농 무지방 블루베리 요거트에 100그램당 13.9그램의 당류가 함유되어 있다는 것을 알게 되면 깜짝 놀랄 겁니다. 뮐러 요거트에 비해 적지 않지요. 최소한 딸기 쇼트케이크 요거트는 쓰인 그대로의 제품이고 건강에 좋은 척하지 않아요. 많은 사람들이 자동적으로 물건을 골라 장을 보는데 우리가 사는 식품의 영양성분 표시에 뭐가 쓰였는지 봐야 해요."

이안의 말대로 우리는 몸에 좋다고 생각하는 식품에 대해 더 이상 알아보지 않고 습관적으로 골라 든다. 나도 그랬다. 아침에는 그래놀라, 점심에는 생선초밥, 간식으로는 포도와 건과일, 스무디를 주문하고, 저녁으로는 볶음요리나 리조토를 만들었다.

하지만 우리가 먹는 음식에 대해 아는 것과 먹고 싶은 것을 먹지 않을 의지력은 별개의 문제다. 전에는 설탕을 끊어야 한다는 생각을 해본 적이 없었지만 현재의 빠른 체중 감량에 고무되었다. 처음 한 달 동안 배가 고프거나 상실감을 느끼지 않고도 3킬로그램이 넘게 빠졌다.

이게 중요한 이유는, 나는 허기 이기기에는 젬병이기 때문이다. 9년 전, 친구 넬과 나는 태국에 있는 고급 건강 휴양지 치바 솜에 갔다. 당시 우리가 일하던 신문에 그곳에 관한 글을 쓰기 위해서였다. 12시간의 고된 비행 끝에 다음날 아침 일찍 방콕에 도착했다. 우리는 비행 중 와인을 두어 잔 마셨다. 크게 문제는 아니지만 거기에 한숨도 못 자고 났더니 냉장고 같은 도착 터미널에서 수하물을 기다리는 동안 몸 상태가 엉망이 되었다. 러시아워의 방콕이라는 지독한 찜통 속으로 떠밀려 나온 것 역시 도움이 되지 않았다.

치바 솜은 태국 왕가의 여름 휴양지인 후아힌 해변 근처에 있다. 수도 방콕에서는 차로 3시간 정도 거리다. 천국같이 아름다운 곳으로, 바다 바로 옆이지만 녹음이 풍요롭게 우거져 있었다. 유명인과 기업가들이 매년 일주일씩 은둔하며 몸과 마음을 가다듬으려 오는 곳이라는 사실이 놀랍지도 않았다. 우리는 도착해서 시원한 레몬그라스 물수건과 맛있는 아이스티를 대접받고 호화로운 방으로 안내되었다. 둘 다 배가 고파 죽을 지경이었다. 직원이 "옷장은 이렇게 엽니다(옷장이 정상적으로 열리고)… 옷장은 이렇게 닫습니다(이번에도 정상적으로 닫히고)… 그리고 여기 파티오 문은 이렇게 엽니다(네, 미닫이문이네요, 알겠어요.)" 등등 온갖 것을 다 보여준 후에 나는 얼른 그를 내보내고 미니바를 열었다.

안에 든 것은 홈메이드 캐럽코코아 대용으로 쓰이는 콩과 식물─옮긴이 브라우니뿐이었다. 기본적으로 당시의 나는 그런 건 가짜 초콜릿 브라우니라고 여겼다. 그리고 물. 물은 많았다. 지금이라면 캐럽 브라우니를 특별 간식으로 생각하겠지만 2005년 당시의 나는 그 가치를 높이 치지 않았다. 술이 없는 건 그렇다 치지만 탄산음료도, 프링글스 감자칩도, 통에 든 비싼 견과류도 없었다. 투숙객에게 서비스로 주는 킷캣 초콜릿도 없고, 뇌는 한밤중이라 여기고 위장은 대낮이라 주장하는 때 흡입할 8파운드짜리 땅콩 M&M 초콜릿도 없었다. 우리는 브라우니를 먹었다.

나는 공황 상태에 빠졌다. 하지만 그곳은 고급 건강 휴양지였다. 설마 우리를 허기로 기절하게 두지는 않겠지. 과연 그렇진 않았다. 식당에 간 우리는 신선하고 건강에 좋은 음식을 양껏 먹고, 남은 하루를 선베드에 누워 침을 흘리며 꾸벅꾸벅 졸다가 퍼뜩 깨어나며 보냈다.

그다음 해독 프로그램이 시작되었다. 그것에 관한 기사를 쓰려 간 것이니 놀랄 일이 아니어야 할 테지만, 리조트 의사들이 우리 피와 타액을 분석해서 어느 프로그램에 맞는지 정할 수 있도록 하룻밤 내내 완전 단식(음식도 물도 안 되는)을 해야 한다는 말을 하자 우리는 엄청나게 놀라고 말았다. 다음날 아침 검사를 할 때쯤엔, 넬은 완전히 파삭파삭 말라 조그만 검사용 통을 채울 만큼의 침도 모으지 못했다(거품이 있으면 안 된다는 게 규칙이었다). 나는 암담했다. 내 프로그램은 일종의 고수 풀잎을 띄운 맑은 국물을 하루 두 번 마시고 저녁에는 가볍게 식사를 하게 되어 있었다. 가끔 파파야 조각(내겐 치즈맛 같았다)이 허락되었다. 물과 허브차는 무제한이었지만 그 밖엔 거의 아무것도 없었다.

결과적으로, 나는 하루 종일 기분이 최악이었고 저녁 6시쯤에 잠자리에 들었다. 다음날 역시 기분이 좋지 않았고 눈물이 날 것 같았으며 집에 가고만 싶었다. 게다가 우리는 매일 관장을 하게 되어 있었다.

다행히도 나는 그들이 모르는 비장의 무기를 갖고 있었다. 짐을 풀다가 비행기에서 먹으려고(당시에도 단것에 환장해 있었으니) 샀던 점보 사이즈의 폭스 글래시어 프루츠 사탕 봉지를 가방 밑바닥에서 발견한 것이다. 넬은 굳건했으나 나는 그다음 사흘 동안 사탕을 야금야금 먹고는 들키지 않도록 포장지는 수트케이스에 달린 주머니에 도로 쑤셔 넣었다. 누가 뒤지거나 하는 것도 아니고 결국은 나 자신을 속이는 것뿐이었지만.

하루는 툭툭태국 특유의 탈것을 타고 시내에 나가 발견한 테스코 매장(여기에도 테스코가 있다니!)에서 도리토스 같은 칩을 사서 호텔에 돌아오기 전에 다 먹어버렸다. 그곳을 떠날 때, 닷새 동안 칼로리가 나간다고 할 만한 것은 전혀 섭취하지 않아 훨씬 가뿐하고 환해진 우리는 방콕으로 와서 곧장 맥도날드로 향했다. 치바 솜은 근사하고 프로그램은 훌륭했으며 우리는 배가 쏙 들어가고 피부가 매끄러워졌지만, 음식은 내게 있어 삶의 즐거움에서 중요한 부분이었기에 내게는 사오일 동안 굶주린 기억만이 남았다.

나는 오랫동안 배고픈 기분을 느껴야 하는 다이어트는 절대로 다시 하지 않을 것이다. 하지만 설탕 끊기는 그렇지 않았다. 여전히 많은 음식을 먹을 수 있다, 단지 완전히 종류가 다른 것뿐이다.

내가 먹은 것들에 대해선 뒤에서 좀 더 자세히 다루겠지만 여기에 예시로 하루치 식단을 실었다.

| | |
|---|---|
| **기상** | 물 1파인트약 0.57리터 |
| **아침** | 간 견과류와 오트밀 조금, 아마씨 약간과 시나몬을 뿌린 유기농 플레인 요거트 한 그릇 |
| **점심** | 토마토·시금치·잎채소 듬뿍, 달걀, 잣을 넣고 올리브오일을 뿌린 푸짐한 칠면조 샐러드 |
| **오후 간식** | 아보카도를 올린 귀리 비스킷 |
| **저녁** | 스테이크 샐러드와 디저트로는 플레인 요거트 |

6주째가 되었고 단단해진 기분을 느낀 나는 친구의 송별 술 모임에 가기로 했다. 런던 중심부의 펍에서 하는, 조용한 모임일 거라고 했다. '일 끝나고 들러'라고 이메일에 적혀 있었다. 도착하니 7시 45분이었고 일행들은 왁자지껄 정신이 없었다. 나는 즉시 실수했음을 깨달았다. 아무도 왜 내가 술을 안 마시는지 이해하지 못할 테고 그건 끔찍하게 어색할 테니까. 눈에 띄기 전에 그냥 갈까 말까 망설이는 사이 누군가가 나를 봤다.

"니콜! 이리 와! 이야, 너 완전 좋아 보인다. 요새 뭘 했어?"

내 친구 젠이 날씬해진 나를 살펴보라고 다른 친구들을 불러댔다. 설탕을 끊었다고 내가 설명하는 사이 누군가 내게 빈 와인잔을 건네고는 커다란 테이블 군데군데 놓여 있는 얼음통에 꽂힌 병에 든 별로 일 게 뻔한 하우스 화이트와인을 따라주려 했다.

"어어, 아니, 괜찮아. 와인은 됐어, 오늘은 안 마시려고."

나는 어리둥절한 얼굴을 한 친구들에게 말했다.

"아니, 임신한 거 아냐. 그냥, 알코올이, 특히 맥주와 화이트와인은 대부분 당이라서 지금은 안 마시려고."

완전 분위기 깨는 소리였다. 사람들 눈이 멍해지는 게 보였다. 펍 한복판에 서서 술이 몸에 안 좋다고 말하고 있었으니. 그래서 나는 바에 가서 신선한 라임과 소다수를 넣은 싱글 보드카를 시켰다. 거의 6주 만에 처음 마시는 술이다. 한 모금 홀짝였다. 살짝 소독약 같은 증류주의 익숙한 맛이 즉시 미각을 강타하고, 뒤이어 라임의 새콤한 맛이 몰려왔다. 보드카, 라임, 소다수는 칼로리와 당이 놀랄 만큼 낮을 뿐만 아니라 계속 술을 부르지도 않는다. 아마도 딱히 맛있지 않아서일지도 모른다. 두 모금 홀짝이고 나서 머리가 살짝 어찔하고 기분이 이상해져서 입에 문 빨대를 놓았다. 음료를 들고 있는 사이 일행들이 점점 더 시끄러워지고 취한 대화를 따라잡기 힘들어졌다. 세 모금째 나는 슬쩍 빠져나가기로 결심했다. 그래서 훌륭한 언론인답게 적절한 핑계를 대고 반쯤 마신 음료와 제법 취한 친구들을 버려두고 자리를 떴다.

집에 가는 동안 나는 술을 마시지 않으면서 어떻게 다시 남들과 어울릴 수 있을지 궁리했다. 모임에 차를 몰고 가거나 아니면 일찍 갔다가 남들이 좀 취하기 전에 빠져나와야 할지도 모른다.

그러나 몇 달 동안 못 보던 친구들을 만나 찬사를 받으니 자극은 되었다. 예외 없이 모두들 내가 건강해 보인다고 했다. 피부가 좋아 보이고 살이 빠졌다고 말했다. 덕분에 설탕이 정말로 나와 맞지 않는다는 사실을 절감했다. 단것에 대한 내 가족들의 애정을 설명했으니 내가 어떻게 단것에 맛을 들였는지 알기는 어렵지 않겠지만, 가족들은 날씬했다. 나만 빼고.

학생 때도 일주일에 두 번 수영 경기 훈련, 자전거 타고 저녁 신문 배달, 체육 과목 중등 교육 자격 검정 시험을 치르는 등 엄청나게 운동을 했음에도 불구하고 나는 여전히 통통한 10대였다. 토요일에 친구들과 시내 맥도날드에 가고 울워스에서 엄청난 양의 골라 담는 단것류와 딸기 쫄쫄이 젤리를 사먹었다. 나는 졸라대기 전문가로 엄마에게 아침으로 콘프로스트 시리얼을 점심 도시락으로는 사탕봉지를 넣어달라고 귀찮게 했다. 마트에서는 파티 링 비스킷다양한 색의 설탕 아이싱으로 뒤덮인 과자을 몰래 카트에다가 집어넣고는 집에 도착하면 즉시 꺼내서 위층으로 가져가 앉은자리에서 전부 흡입했다. 그런 꿀꿀이를 딸로 두기란 부모님께 쉬운 일이 아니었을 것이다. 그러다 내가 고등학교에 올라가 일(신문배달)을 하고 직접 용돈을 벌어 몽땅 단것과 옷에 쏟아부으면서 상황은 부모님의 통제 밖으로 흘러가기 시작했다.

하지만 내 여동생은 완전 반대였다. 나탈리는 식사를 하지 않기 위해서라면 뭐든 하는 걸로 식구들 사이에서 유명해서, 한번은 미국으로 간 가족 여행 중에 버거를 식탁 아래로 떨어뜨리고는 먹은 척한 적도 있었다. 아빠가 샌들 벗은 발을 뻗다가 케첩으로 뒤덮인 미적지근한 쇠고기 패티를 건드리는 바람에 들키고 말았고 곱게 지나가진 않았다.

나탈리와 나는 비슷한 환경에서 자랐지만 음식 취향과 태도에선 극과 극이었다. 왜 나는 설탕과 정크푸드에서 위안을 찾고 나탈리는 그렇지 않을까? 정말 행복하고 만족스러운 아이였으며 목가적인 환경에서 자랐는데 왜 배가 고프지 않는데도 음식을 먹었을까? 무엇 때문에 살찌는 달콤한 젤리를 몇 봉지씩 연달아 먹게 되었던 걸까?

나이를 먹고 이제 알게 된 답은, 나는 감정을 먹는 것으로 풀고 나탈리는 그렇지 않다는 것이었다. 나는 지루할 때, 초조할 때, 중압감을 느끼거나 불안할 때면 단것이 먹고 싶어졌는데 그런 경우가 상당히 많았다. 겉으로는 자신감 있어 보였음에도 불구하고 나는 늘 꽤나 수줍고 내성적인 사람이었으며 마음 편하게 있은 적이 드물었다. 마치 내가 파티의 중심인 양 행동했지만 10대 시절에조차 펍이나 클럽에 가기보다는 내 방에 혼자 있는 쪽을 더 좋아했다. 친구들하고 같이 있을 때는 편했지만(늘 친구가 많았으니 행운이었다) 모르는 사람하고 대화를 하게 되면 혹시 뭔가 실수해서 바보꼴이 될까 당황스럽고 수줍고 어색했다. 10대 시절 친구들과 내가 그런지 음악1990년대 유행한 시끄러운 록을 틀어주는 곳인 더 팩토리라는 나이트클럽 한 곳만 갔던 것도 그 때문이다. 사교 클럽 같은 곳으로 모두들 서로를 알기에 일종의 안전감을 느꼈다. 식스폼 컬리지대학 진학 과정을 준비하는 영국의 고등전문교육기관-옮긴이 내내 우리는 거의 토요일 밤마다 그곳에 갔다. 다른 10대들이 자신감을 얻기 위해 술의 힘을 빌렸던 반면 나는 음식(그리고 약간의 술)을 택했다. 기분이 좋아지고, 무엇보다도 다른 사람들과는 달리 나는 그걸 먹으면 어떻게 될지 정확히 알고 있었다. 내 스스로를 통제하고 있다고 생각했다.

비록 몸무게가 오르내리긴 했지만(식스폼 컬리지에서 살을 좀 빼겠다고 점심으로 퀘이버스 과자 한 봉지만 먹기로 결심했고, 이내 16사이즈에서 10~12로 줄어들었다) 설탕을 끊지는 않았다.

임상심리학자 세실리아 드펠리스 박사는 이렇게 말한다.

"어린이들은 신맛이나 쓴맛보다 단맛을 선호하는 입맛을 가지게 되는데 아마도 독이 있는 음식을 먹을 위험으로부터 스스로를 지키기 위해서일 겁니다. 또 우리가 처음 맛보는 음식인 모유가 자연적으로 굉장히 달기 때문에 단맛은 좋은 기분, 만족감, 보살핌을 받는 느낌, 기운이 용솟음치는 기분(당에는 많은 에너지가 있다)과 이어집니다. 나이를 먹어감에 따라 우리의 미각은 바뀌지만 단것에 대한 기호는 남는 경우가 자주 있는데 많은 조건화를 경험했기 때문이지요. 신맛이나 쓴맛처럼 단맛이 그저 하나의 맛이라는 것을 깨닫는 게 중요해요. 당신이 음식에 어떤 의미를 부여하는지가 그 음식과의 관계를 결정하게 됩니다."

음식과 나의 관계는 좀 더 얽혀들어간다. 열여덟 살에 나는 집을 떠나 사우샘프턴에 있는 대학에 진학했다. 거기서 첫날에 그래픽 디자인 학생이며 스케이트보더이고 편리하게도 우리 기숙사 옆방의 조(본명은 아니다)를 만나게 되었다. 그는 내가 진지하게 사귄 첫 남자친구로 우리는 데이트를 하고 4년간 동거하게 되었다. 그를 엄청 사랑했지만 조는 나의 단것 밝힘증에 도움이 되지 않았다.

신입생 시절 나는 날씬 12사이즈였다. 1학년이 끝날 즈음엔 뚱뚱 14사이즈였다. 조는 잘생기고 날씬하며 활동적인 남자로 체코공화국에서 스노보드를 타거나 스케이트보드를 타며 방학을 보냈다. 디제잉을 좋아했으며 지역 클럽에서 공연하며 새벽 3시까지 있기가 일쑤였다. 나도 함께 가서 과일향 보드카나 양주, 칵테일을 몇 시간씩 연달아 홀짝이곤 했다. 그런데 조는 운동을 하는 반면 나는 소파에 앉아 〈킬로이〉 토크쇼 보기를 좋아했던 탓에 조는 그 칼로리를 다 소모했지만 나는 별로 그렇지 못했다.

게다가 조는 스케이트를 타러 가거나 강의나 파트타임 일을 다녀오면 내게 조그마한 애정의 표시를 자주 가져다주었다. 체리 코카콜라 캔(내가 좋아하는 것)과 러브 하트, 젤리, 롤리팝 등의 단것이 잔뜩 든 커다란 봉지를 받으면 나는 오후와 저녁 내내 우물우물 먹어치웠다. 우리는 밤에 내가 TV를 보는 동안 또는 아침에 일어났을 때 먹을 초콜릿 다이제스티브 비스킷 깡통을 침대 옆에다 두었다. 조는 음식을 먹이는 타입이 아니었고 나를 뚱뚱하게 만들려는 생각도 없었다(비록 2000년 우리가 헤어졌을 때 내가 좀 통통하긴 했지만). 다만 내가 좋아하는 간식들을 사주었을 뿐이었다. 하지만 사랑과 음식이 어떻게 연결되었는지는 간단히 알 수 있다.

제임스 듀이건은 책에서 음식과 감정적 연관에 대해 길게 다루었다.

"부모님과 조부모님, 그리고 거의 모든 아는 사람들이 어린아이에게 단것을 '보상'으로 줍니다. 아이는 무릎이 깨져 슬플 때 기운 내라고 단것을 받고 생일에는 말 그대로 설탕 덩어리인 커다란 케이크를 축하의 의미로 받죠. 우리가 10대가 될 즈음엔 단것을 행복한 시간, 기분이 나아지는 것과 연관 짓게 되는 것도 당연하지 않을까요?"

'좋은 기분'이라는 것은 몸의 특정 호르몬, 정확히 말하자면 세로토닌 생산과 관련되어 있다. 뇌가 더 많은 세로토닌을 생산하게 하려면 어떻게 하면 될까? 탄수화물, 특히 설탕이 풍부한 음식을 섭취하면 된다.

로버트 러스티그 교수는 그의 책 《단맛의 저주》에서 이렇게 썼다. "세로토닌 결핍은 심각한 우울증을 유발합니다. 두뇌의 세로토닌 생산을 늘리는 방법 중 하나는 더 많은 탄수화물, 특히 설탕을 섭취하는 거죠. 그러나 시간이 지남에 따라 같은 효과를 내려면 더 많은 설탕이 필요하게 됩니다… 변변찮은 기쁨을 불러일으키기 위해 엄청난 설탕을 섭취하는 악순환으로 향하는 것이죠."

모르는 이들을 위해 설명하자면 러스티그 교수는 미국 소아내분비학자로, 그의 강연 동영상 〈설탕: 그 쓸쓸한 진실 *Sugar: The Bitter Truth*〉은 5년 전에 온라인에 올라온 이후로 4백만 이상의 조회 건수를 기록했다. 러스티그는 설탕은 독으로, 섭취하면 당뇨병 같은 질병으로 이어질 수 있다고 말한다. 또 그는 설탕에는 중독성이 있다고 한다.

"담배나 술 정도로 중독성이 있는 건 아니지요. 하지만 그게 온갖 것에 다 들어가 있으니 문제죠. 식품업계는 그걸 알고 소비자들이 더 구매하게 만들려고 설탕을 넣는 겁니다."

뭔가 감이 오는가? 로버트 러스티그가 '변변찮은 기쁨을 불러일으키기 위해 엄청난 설탕을 섭취하는 악순환'이라고 한 묘사는 내게는 확실히 익숙하게 들렸다. 나는 우울증에 걸린 적이 없고 스스로를 '불행하다'고 여기진 않지만 직장생활에서 겪어온 감정기복이나 지극히 감상적인 상태는 음식에 의해 유발되었다. 아주 끊기 힘든 의존 경향을 무심결에 키워왔음을 나는 깨달았다.

나는 또 직장에서 받은 스트레스를 다 해결하지 못한 것이 내 식단에 영향을 미쳤을까 궁금해졌다. 정제 식품은 당을 혈류 속으로 너무 빨리 유입시켜 인슐린 급상승을 유발하며 스트레스를 받게 한다는 것은 앞에서 이미 알아보았다. 어쩌면 이것이 나의 불안정한 기분의 근원일지도 모른다. 출근할 때는 시무룩했다가, 1시간 후(아침식사 후)에는 기운이 났다가, 다시 1시간 후(간식 먹고)에는 들뜨고 기운이 났다가, 점심 전에는 축 처지는 패턴의 반복을 하루 종일 반복하다가 마침내 잠자리에 들고, 잠을 설치고는 가뿐함과는 거리가 먼 기분으로 아침에 일어나 즉시 단것을 갈망했다.

제임스 듀이건의 책에 이에 대한 언급이 있다.

"혈당치의 오르내림이 심할수록 우리의 감정기복도 심해집니다. 배고프고, 화나고, 제대로 생각을 할 수가 없게 되지요. 우울하고 속이 상합니다. 당도가 높은 음식을 먹으면 이걸 되돌릴 수 있어요. 더 행복하고 정신이 맑고 또렷해지지요, 일시적으로. 하지만 이 유쾌한 상승 효과는 곧 사라지고 불쾌한 추락이 옵니다. 불안하고 초조하고…. 혈당치가 오르락내리락할수록 일상의 스트레스에 제대로 대응하지 못하게 됩니다. 그리고 설탕에 대한 의존은 함정으로 변합니다."

저설탕 생활을 실천한 지 약 두 달이 되었을 때 나는 친한 친구와 스페인으로 휴가를 갔다. 우리 둘 다 지난 몇 달간 녹초가 되도록 일했으니 그 모든 것으로부터 떠나고 싶은 마음이 간절했다. 나는 회사 일과 설탕을 끊은 새로운 생활을 꾸려나가느라 정말로 진이 다 빠졌다. 내 이름을 쓴 긴 의자가 눈부신 파란 바다 앞 모래사장에 매일 놓여 있는 곳에서의 휴가를 고대했다. 나는 친구에게 내 부모님의 휴가 아파트로 가자고 제안했다. 그게 키 크고 잘생긴 스웨덴 남자들이 보트 타러 자주 몰려오는 아름다운 어촌 마을 근처에 있다는 사실은 아무 상관이 없었다.

하지만 나는 일주일간의 여행에서 뭘 원하는지를 친구에게 충분히 설명하지 못했던 것 같다. 나는 차분한 휴식을 바랐지만 친구는 좀 더 활기 넘치는 나날을 갈망하고 있었다. 놀랄 것도 없이, 며칠이 지나고 나자 내가 칵테일, 아이스크림 같은 것을 모조리 끊은 사실이 친구의 신경을 건드리기 시작했다. 친구가 바닷가 바에서 뭔가 갖다줄까 하고 물으면 내가 거절하고 대신 가방에서 귀리 비스킷을 꺼낼 때마다, 친구가 질색하는 것이 느껴졌다. 휴가를 같이 보내는 친구가 금욕적이면 괜히 자기가 '나쁜' 것처럼 느껴진다는 점은 나도 이해한다. 하지만 남들에게 어떤 기분이 들게 하려고 그랬던 건 아니었다. 그저 내 나름의 선택을 하고 그걸 지켜나가고 있을 뿐이었다. 몇 끼를 진수성찬으로 먹고, 아이스크림을 흡입하고, 잔뜩 취하고, 다음날엔 단순탄수화물을 폭식하고, 오렌지주스를 벌컥벌컥 마시고 싶진 않았다. 왜 지난 7주간 고생해온 걸 5일간의 휴가로 망치겠는가? 다시 출발점으로 돌아가고 싶지 않았다. 어느 날 밤 바에서 열띤 토론 끝에 '인생은 참고 살기엔 너무 짧다'는 말이 나오기도 했다. 하지만 그게 바로 요점이다. 인생은 최상의 상태로 살지 않기엔 짧지 않다.

그게 자신의 힘으로 어찌할 수 없는 일이라면 모르겠지만, 내 식습관은 내가 바꿀 수 있으니 나는 최선을 다해야만 했다.

여행은 좀 씁쓸하게 끝났다. 싸움까지 가진 않았지만, 나만 그렇게 느낀 건지는 몰라도 뒷맛이 남았다. 마치 내가 일종의 불문율인 '휴가 중에는 마땅히 불건전하게 놀아야 할지어다'를 어기기라도 한 것처럼. 내 입장에서 보면 의식적으로 그런 것은 아니고, 우리는 여전히 좋은 친구이긴 하지만 아마도 서로 심기를 잘못 건드렸는지도 모르겠다. 여행을 가서 평소와는 달리 친구와 매일 같이 붙어 다니다 보면 벌어질 수 있는 일이다.

하지만 즐거움의 대상이어야 할 것이 갈등의 원인이 될 수 있음을 처음으로 알게 되었다. 설탕이 나와 몇몇 친구들을 엮어주는 접착제이며 그것 없이는 내가 몹시도 사랑하는 우정 중 일부는 어쩌면 떨어져 나갈지도 모른다는 걱정이 들기 시작했다. 물론 음식을 함께 먹고 마시는 것은 사회적으로 유대감을 쌓는 한 수단이다. 우리는 목이 마르다고 친구와 만나 한잔하는 게 아니라, 친구를 만나기 위해 한잔한다. 스페인 여행과, 떠나기 전 펍에서 본 몇몇 친구들의 반응(그리고 이젠 술 취한 사람들과 같이 있는 게 즐겁지 않다는 깨달음)은 나의 전반적인 인간 관계를 다시 생각하게 만들었다.

페미니스트로서 지적하기는 싫지만 내가 깨달은 사실이 하나 있다. 몸에 나쁜 음식과 술을 끊기로 한 내 결심에 가장 불편해한 사람들은 여자들이었다. 남자들은 전혀 신경 쓰지 않았다. 남자들은 내가 물을 마신대도 신경 쓰지 않고 맥주를 마셨다. 나는 여자들이 설탕에 더 가치를 두는 건지, 아니면 여자들이 초콜릿, 케이크, 다른 단것에 대한 갈망에 좀 더 무너지기 쉬운 생물학적 이유가 있는지 궁금해졌다. 그저 이런 상품들이 우리를 마케팅 대상으로 삼아서일까, 아니면 뭔가 다른 요소가 작용할까? 내 경험상 남자들은 일부 여자들처럼 서로 초 콜릿 케이크를 한 조각 더 먹으라고 부추기는 일이 거의 없다(하지만 술을 권하겠지). 남자들은 여자들처럼 차와 케이크를 둘러싸고 앉아 오후를 보내는 일도 없다. 그냥 단것에 관심이 없는 듯하다. 어쩌면 남자들은 경쟁심과 관심을 맥주 몫으로 비축하는지도 모르겠다.

"여자가 남자보다 더 설탕을 많이 먹을 생물학적 또는 생화학적 이유는 없습니다. 호르몬의 차이도 없고요. 광고의 문제라고 생각합니다. 결국 단것에 대한 갈망은 주로 반복 경험에 따른 조건화에 의한 것이니까요. 단것 갈망이 보편적이지 않은 게 그 증거죠. 전 세계 사람들이 이런 기분에 시달리진 않아요, 서구인들에게 유난한 병입니다. 설탕을 먹지 않는다면 그걸 갈망할 일도 없어요."

이안 마버의 이 말은 솔깃했다. 그럼 사실에 근거를 두고 있다고만 여겼던 조금은 성차별적인 견해들, '여자는 생리할 때가 가까워지면 초콜릿을 찾는다'는… 헛소리였다. 적어도 생화학적인 관점에서는. 하지만 감정적인 관점에서도 마찬가지라고 임상심리학자 세실리아 드 펠리스 박사는 말한다.

"거의 모든 사회에서 음식과 여성성을 연결 짓고 있죠. 어머니가 자식에게 젖을 먹일 때 연관관계가 만들어지기 때문입니다. 여성과 음식은 자연스런 짝으로 여겨지고 이는 인류의 잠재의식에 단단히 자리잡았습니다. 일반적으로 남자가 음식이나 요리를 여자보다 덜 즐긴다고는 할 수 없습니다. 그저 그런 성품이나 창의성을 발휘할 기회가 똑같이 주어지지 않은 것뿐이에요."

그렇다. 우리의 설탕에 대한 집착은 주로 사회적 조건화 탓이고, 마케팅이 큰 부분을 차지한다. 놀랄 것도 없지만, 우리가 소비하는 양을 고려하면 설탕은 많은 돈이 걸린 엄청난 규모의 산업이다. 코카콜라, 크래프트, 마스 같은 기업들이 매년 벌어들이는 돈을 봐라!

2013년, 〈선데이 타임스〉 지가 설탕 섭취량을 줄여야 한다는 세계보건기구WHO 전문가 패널의 제안서 초안을 공개했다. 그들은 충치 예방을 위해 설탕 섭취량을 줄여야 한다고 권고하는 뉴캐슬 대학의 폴라 모니한 교수의 보고서를 연구한 후 이런 제안서를 쓰게 되었다. 세계보건기구 패널은 과도한 설탕 소비와 우리의 지속적인 비만율 상승 사이의 연결고리에 주목해 개인의 설탕 소비량을 절반으로 줄여야 한다고 제의했다. 현재 기준은 '설탕 섭취량이 전체 에너지 섭취량의 10퍼센트를 넘어서는 안 된다'이다. 이것을 5퍼센트까지 줄여야 한다. 세계보건기구는 대단한 영향력을 갖고 있어 그들의 권고안은 정부에 의해 공표될 가능성이 높다(영국도 포함된다). 이는 결국 국가의 식품 권장 사항과 우리가 구매하는 식품에 표시된 '신호등' 색깔 표시 시스템영국에서 식품에 포함된 지방, 염분, 설탕 등의 함량이 높고 낮음에 따라 각각 녹색, 노란색, 빨간색으로 포장에 표시하는 제도-옮긴이에도 영향을 미칠 수 있다. 그것이 가져올 연쇄 효과는 분명하다. 대기업들의 수익에 타격을 줄 수 있다.

잘 받아들여지지 않으리라는 건 불 보듯 뻔한 일이리라.

식품의 공식적인 기준을 바꾸는 것은 상당히 어려운 일이다. 〈선데이 타임스〉에서 언급했듯이 세계보건기구는 이런 권고안을 자주 발표

하지 않는데 실상 마지막으로 그랬던 2003년에 영향력이 막강한 미국 설탕협회로부터 엄청난 항의를 받았다. 협회는 그 보고서의 '수상한 성격을 폭로하겠다'는 공격적인 캠페인을 펼치고 미국 정부가 세계보건기구에 주는 기금 규모에 이의를 제기했다.

영국에도 설탕영양UK(설탕이 아무런 영양도 주지 못하며 몸에서 비타민과 미네랄을 소모시켜버리기에 많은 이들이 '영양 파괴자'라고 한다는 점을 고려하면 모순적인 표현으로 여겨지지만, 주제에서 벗어난 얘기니 넘어가자)라는 설탕 옹호 단체가 있는데 영국의 설탕 기업체들로부터 자금을 지원받는다. 세계설탕조사기구WSRO 또한 런던에 기반을 두고 있으며 웹사이트에 자신들의 사명을 '설탕이 전 세계인의 영양, 건강, 웰빙에 미치는 직간접적 공헌을 더 잘 이해하도록 장려하는 데 전념하는 것'이라고 적었다. 흐음. WSRO 역시 설탕업계로부터 지원을 받는다. 당연히 두 단체 다 설탕은 해롭지 않고 중독성도 없다고 반박하기에 바쁘다. 코카콜라는 자사 웹사이트의 자주 묻는 질문과 답변란에서 자신들의 음료수에 들어가는 그 어떤 재료에도 중독성이 없다고 단언하고 있다. 음식은 마약이 아니므로 중독이 생길 수 없고, 설탕이나 다른 단것에 중독되었다고 말하는 사람들은 그냥 쉬운 표현이니 그렇게 쓰는 것뿐이라고 한다. 달리 말하자면 과학적인 증거는 거의 없고 그저 그게 맛있고 계속 먹고 싶다는 의미일 뿐이라는 것이다.

세계보건기구의 권고안이 어찌될지에 따라 코카콜라가 웹사이트 내용을 바꿔야 할 수도 있다. 주제 밖의 얘기지만 코카콜라는 카페인에 중독성이 있다는 것도 부정할까? 카페인은 코카콜라에서 생산하는 음료에 들어가는 성분이며 중독성이 높다고 널리 알려져 있다.

본론으로 돌아가자. 설탕의 영향이 아직 많은 연구와 토론의 대상이긴 하지만 설탕업계의 의뭉스런 전략은 점차 뚜렷해지고 있다. 〈선데이 타임스〉는 그들의 전략을 담배가 건강에 나쁘다는 과학적 증거들을 다년간 일축해온 거대 담배회사들의 전략과 비교한 세계보건기구 사무총장 마가렛 챈의 2013년 연설을 인용하고 있다.

"이젠 단지 거대 담배회사만이 아닙니다. 대중건강은 거대 식품회사, 음료회사, 주류회사와도 씨름해야 합니다. 이 모든 업계들은 규제를 두려워하고 같은 전략으로 자신들을 지키려듭니다. 연구 조사에 이런 전략들이 잘 기록되어 있죠. 이름뿐인 조직, 로비, 자체 규제 약속, 소송, 그리고 증거를 어지럽히고 대중을 혼란스럽게 하는 업계로부터 자금을 지원 받은 연구 등이 다 그렇습니다."

이안 마버는 말한다.

"이 나라에서 식품과 영양에 관한 연구는 부분적으로 대형 업체의 자금 지원을 받고 있습니다. 나는 그런 것을 연료를 많이 소비하는 차를 디자인하는 회사가 정부와 협력하여 환경보호 차원에서 배기가스 배출을 줄이겠다고 하는 거나 마찬가지라고 봅니다. 배출량은 줄이려 하겠지만 아예 없애는 것에도 협력할까요?"

다음에 초콜릿 봉지에 손이 갈 때 생각해볼 만한 문제다.

# 4장

—

## 우리 몸에 무슨 일이 벌어지는가?

'힘든 처음 며칠을 버텨낸 유일한 비결은
더 건강하고, 날씬하고, 행복해질 스스로에게 집중하는 것이었다.'

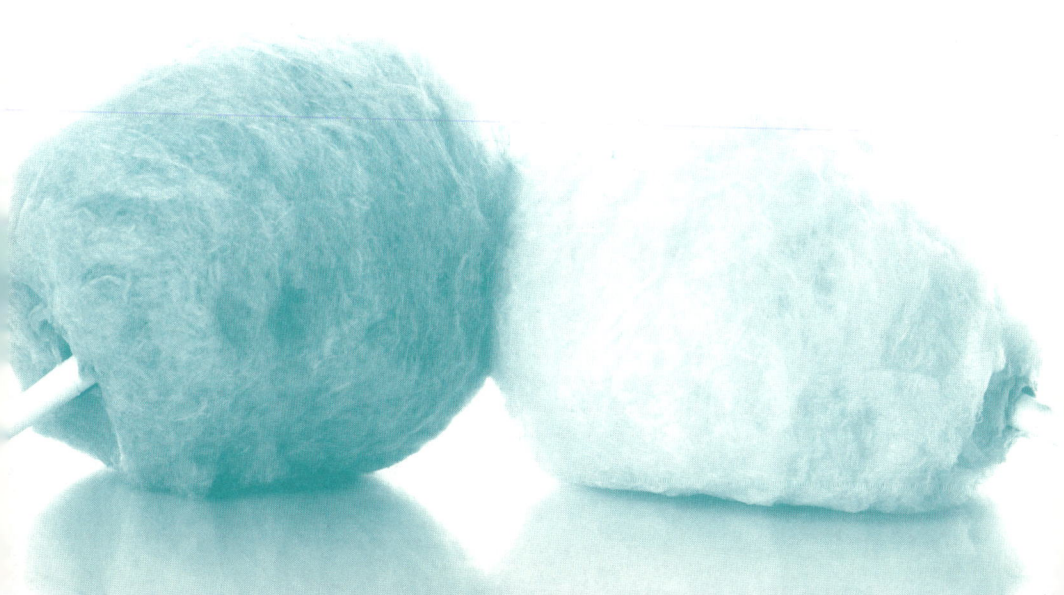

# 기존의 습관을 버리거나 새로운 습관을

들이려면 21일이 걸린다고들 한다. 나는 설탕을 퇴출시키고 일주일이 되었을 때 동료에게서 이 말을 듣고 울 뻔했다. 3주! 잠도 제대로 못 자고, 얼굴엔 뭐가 나고, 기분은 거지 같고 소화 상태는 엉망이었다. 그리고 몸이 너무 좋지 않아서 수도승처럼 살고 있었는데 이걸 2주나 더 견뎌야 한다니 영원과도 같게 느껴졌다.

다른 사람들의 경험에서 위안을 찾으려고 인터넷을 뒤졌다. 어떤 이들은 겨우 사흘째에도 기분이 대단히 좋고 활력이 넘쳤다고 했다. 응? 이 사람들은 뭐지? 내가 간신히 몸을 일으켜 나온 이유는 갚을 융자금이 있어서였지, 그것만 아니었다면 일주일 이상 이불 속에 틀어박혀 겨울잠을 잤을 거다. 그러다가 다른 관점에서 상황을 바라보았다. 인생의 전체 측면에서 볼 때 3주는 남은 평생을 더 행복하고 건강하게 살기 위한 희생으로선 정말 굉장히 짧은 시간이다.

명상해 같은 소리는 관두고, 나는 얼마나 힘든지 똑똑히 기억해두기로 했다. 내가 먹어치운 그 모든 쓰레기를 몸이 다 견뎌낸 게 놀라웠고 그걸 몸에서 몰아내기가 얼마나 끔찍하게 느껴지는지 생각하면 무서웠다. 다시는 이런 절박한 의존 상태에 빠지지 않겠다고 결심했다.

설탕의 중독성 여부는 아직 판정이 나지 않았다고 앞서 이야기했다. 코카콜라(우연찮게도 그들의 2014년 봄 광고 슬로건은 '오픈 해피니스'였다)

같은 대형 브랜드는 설탕은 마약이나 술, 담배처럼 중독되지 않는다고 주장한다. 다행히도 그중 어떤 것에도 중독되어본 적이 없기에 다른 건 모르겠지만 설탕 끊기가 정말 지독히도 힘들었다는 건 확실하다. 나는 이안 마버 같은 유명한 영양학자조차 설탕의 중독성을 믿지 않는다는 것을 알고 충격 받았다.

"설탕은 먹으면 기분이 좋아지죠. 단맛을 느끼는 미각 수용체가 혀 앞쪽에 배치되어 있으므로 어느 정도는 단것이 먹고 싶게 생물학적으로 프로그램된 것이 분명합니다. 생명의 자연스런 일부지요. 물론 설탕에 대한 감정적 반응도 있습니다. 사람들은 설탕에 '중독되었다고' 말하고 실제 설탕을 먹으면 두뇌 도파민음식 섭취, 섹스나 마약 복용 등 보상적 경험의 결과로 뇌의 한 부분에서 분비되는 신경전달물질 반응이 활성화되지만 우리가 생각하는 것보다는 정도가 덜합니다. '난 설탕에 중독되었어요'는 실제론 '나는 설탕을 무척 좋아해요'란 뜻이죠. 설탕 섭취가 가져올 수 있는 고양감에 생화학적 의존성이 생기는 건 가능하겠지만 정말로 설탕 자체에 중독되는 것은 불가능해요. 우리 문화는 단것 섭취에 죄책감을 만들어냈습니다. 사람들은 설탕을 좋아하는 이유를 다른 것 탓으로 돌리고 싶어 하는 경향이 있지요. 유전이라거나 '중독'되었거나 하는 식으로. 뭔가를 좋아하는 건 잘못이 아닙니다. 현대적인 현상도 아닙니다. 빅토리아 시대에는 하이 티를 먹었고 로마 시대에도 단것이 있었죠. 가공식품은 현대의 산물이지만 그 외엔 늘 설탕이 맛있고 기분이 좋아지니까 먹었지 '중독'이라서 그런 게 아닙니다."

좋다, 이안 마버의 말처럼 생리적 측면에서 중독성이 있는 게 아니라면 설탕은 감정적 관점에서 중독적일까? 나는 임상심리학자 세실리아 드펠리스에게 물었다.

"감정적 중독은 개인이 그렇게 만들 때만 가능합니다. 만약 설탕이 당신 마음속에서 적을 상징하도록 설정되었다면, 적이 되겠지요. 설탕을 포함하여 모든 상징은 거기에 의미가 투사되기 전까지는 본질적으로 중립적임을 명심하세요. 어떤 사람에게 있어 설탕은 맛, 재미, 즐거움, 건강과 기분 좋음 등의 의미로 가득할 수 있겠지요. 다른 사람에게 있어 설탕은 악, 살찜, 건강에 나쁨, 여드름 등의 정반대 의미가 있을 수 있겠고…. 생과일, 견과류, 꿀에서만 단맛을 찾을 수 있던 시절이 있었습니다. 그때는 그저 경이로운 선물로만 여겨졌지요. 그걸 정제하면서 설탕에 다른 연관성이 부여되었습니다. 설탕은 노예들에 의해 만들어졌죠. 누구든 그걸 소비하면 죄책감을 느낄 만합니다. 하나의 생각은 사람들에게 퍼지고 힘을 얻습니다. 당신 가족이나 친구들 혹은 사회가 설탕을 나쁜 것으로 본다면 당신 역시 그러기 쉽습니다. 당신이 그렇게 보지 않는다면 설탕이 적으로 여겨지지 않고 그저 식단의 정상적이고 즐거운 일부일 뿐이겠지요."

다른 말로 하면, 설탕은 우리가 거기에 그런 의미를 부여하도록 훈련되었을 경우 감정적으로 중독성이 있다고 여겨진다는 말이다.

휴, 어렵다. 하지만 내가 설탕과 지방이 결합된, 그러니까 초콜릿 같은 무해하고 감정적이지 않은 것을 어떤 의미를 두고 보아왔던 건 맞다. 내게 단것을 가져다주던 조에서부터 금요일 오후 방과 후 사탕가게에서 간식으로 먹던 셔벗 핍 사탕에 이르기까지, 설탕은 늘 내게 있어 감정적 의미가 가득했으며, 아마 대다수 서구인에게도 마찬가지일 거다.

또 이안이나 세실리아가 뭐라 말하든 간에 설탕을 끊었을 때 나는 격심한 육체적 금단증상을 느꼈다. 두통, 기운 없음, 수면 장애, 뾰루지와 앞서 기록한 온갖 것들을 말이다. 도박과 쇼핑(둘 다 신체적이라기보단 감정적 행동 양식이다)이 중독으로 여겨진다면 왜 설탕은 아닌가?

여기 제임스 듀이건이 《깨끗하고 날씬한 다이어트》에서 그에 대해 말한 것이 있다.

"음식은 편안하고 행복한 상태에서 즐겨야 하는 겁니다. 수치심이나 죄책감, 절망의 감정을 불러일으키는 게 아니고요. 음식을 '적'으로 바라볼 때 너무나 흔한 결핍-보상의 사이클로 빠져들게 됩니다. 보상으로 살찌고 달콤한 음식들을 실컷 먹은 뒤 짧은 고양감이 지나고 나면 메스꺼움과 피곤함이 몰려오고, 결국에는 죄책감과 수치심을 느끼죠. 그런 다음 사이클이 다시 시작됩니다."

그럼 습관을 버리거나 새로 들이려면 21일이 필요하다는 말은 사실일까? 약간 조사해보니 순전히 경험적인 표현으로, 달리 말하자면 임상에서 증명된 적은 없었다. 흐음. 증거에 기초해보면 새 습관을 들이는 것이 기존 습관을 버리는 쪽보다 쉽다고 하고, 한 가지 행동을 충분히 반복한다면 뇌가 새로운 경로를 설정하여 자연스러운 일이 된다고 한다. 21일이 걸리느냐 아니냐는 개개인의 뇌와 성격에 달려 있다.

이제 힘든 부분이 남았다. 습관 버리기. 연구에 따르면 행동(예를 들자면 일어나자마자 초콜릿 다이제스티브를 먹는 것)을 중단하면 익숙한 경

로가 약해질 수 있긴 하지만 절대 사라지진 않으며 약간의 자극으로
도 되살아날 수 있다고 한다. 달리 말하자면, 좋아하는 것을 끊으려면
엄청나게 엄격해야 한다.

내가 힘겨웠던 처음 몇 주를 버텨낸 유일한 비결은 보상에 집중하
는 것이었다. 그 보상은 더 건강하고, 날씬하고, 행복한 나였다. 내 친
구라면 누구라도 긍정적인 마음가짐은 절대 내 장점이 아니라고 증언
해주겠지만, 이 3주간의 고비를 넘기는 것은 절대적으로 필수사항이
었다. 그러고 나면 좋은 일들이 생긴다.

다량의 설탕을 섭취하다가 끊으면 우리 몸에서 어떤 일이 벌어지는
지 앞서 이안 마버가 설명해주었다. 혈당치가 걷잡을 수 없게 되고 단
백질 수치가 떨어지며 부신은 바쁘게 일하여 극도로 들뜬 기분과 가라
앉은 기분을 만들어낸다. 장내 박테리아가 균형을 잃어 피곤하고 소화
가 엉망이 되는 경우도 잦다. 과도한 설탕 섭취는 체내에 비축된 마그
네슘과 비타민 B(이들은 음식에서 에너지를 얻고 건강한 두뇌 기능과 정신을
맑게 유지시키는 역할을 한다)를 소모시켜 정신적으로 멍하게 느껴진다.
비유하자면 누군가 내 뇌를 제거하고 물을 대신 채워놓은 느낌이다.

이런 상태가 얼마나 오래 가든 간에(내 경우엔 열흘 정도였다) 일단 지
나가고 나면 1988년 야즈의 노래처럼 '유일한 길은 위쪽으로 가는 것
밖에 없다'.

몇몇 변화는 거의 즉시 분명해지지만 어떤 변화는 드러나는 데 좀
더 시간이 걸린다. 다음에 나의 모든 변화를 정리해보았다.

## 첫째 주,
## 소화 과잉

똥 얘기는 길게 하고 싶지 않다. 듣기 좋은 것도 아니니. 하지만 제임스 듀이건의 보디즘 짐Gym의 수석 개인 트레이너인 내 친구 리 멀린스가 말했다시피 요즘 사람들은 똥을 충분히 싸지 않는다. 정말이다. 하루에 몇 번씩 일을 봐야 하는지 딱 정해진 법칙이 있는 것은 아니지만(다음 문장에 대해선 미리 양해를 구한다) 중요한 것은 똥의 '되기'인 모양이다. 식단을 개선하기 전 주에 나는 하루에 한 번 정도, 가끔은 이틀에 한 번씩 화장실에 갔다. 그러다가 갑자기 하루에 세 번을 가게 되었다. 이를 이해하는 데 딱히 고등 과학이 필요하지는 않다. 채소를 많이 먹고 장에 더 오래 머무르는 경향이 있는 가공식품은 덜 먹었기 때문이다. 가스 차는 것을 없애고 싶다면 몸에서 노폐물이 삭도록 두지 말고 얼른 내보내면 된다.

## 둘째 주,
## 맑아진 눈

눈을 칭찬받은 일에 대해선 앞서도 말했다. 느닷없이 동료들이 내 눈이 '밝아졌다', '맑아졌다', '반짝인다'고 했다. 두 명에게서나 그 말을 듣고 왜 그런지 조사해보기로 했다. 간이 많은 노폐물을 처리하기 위해 애쓰느라 스트레스를 받을 때는 눈의 흰자가 살짝 누렇게 될 수 있음을 알게 되었다. 이것을 황달이라고 한다. 내 눈은 눈에 띄게 누랬던 적은 없지만 간이 할 일이 줄어드니 좀 더 맑아졌나 보다. 몇 년간 나를 괴롭혀왔던 눈 아래 다크서클도 약 3주 후에 사라졌는데 잠을 잘 자서인 듯하다.

## 셋째 주,
# 수면 개선

설탕을 끊고 처음 며칠은 끔찍하게 잠을 설쳤지만 수면의 질은 설탕 퇴출 후 꽤 빨리 좋아진 것 중 하나다. 설탕을 끊기로 결심하기 전 6개월가량 나는 자다가 깨서 불면증으로 고생했다. 언제나와 마찬가지로 쉽게 잠들고, 자겠다고 맘먹고 거의 1분 안에 잠들었다. 하지만 새벽 3시쯤(3시간 반쯤 눈을 붙이고 난 후) 눈이 떠지고 금세 정신이 번쩍 들었다. 베개에 허브 스프레이도 뿌리고, 수면에 도움이 되는 길초근 알약도 복용하고, 귀마개도 해보고, 자기 전 몇 시간 동안 물을 마시지 않기, 폰이나 노트북 같은 외부 자극 모조리 끄기도 해보았지만 아무리 애를 써도 여전히 깨어났다. 무엇보다 최악은 족히 두어 시간을 깨어 있는 채 다음날 직장에서 얼마나 피곤할까 안달복달한다는 것이다. 불면증을 겪어본 사람이라면 그게 얼마나 기력을 빼앗아가는지, 그리고 수면유지장애자다가 깨어나는 증상을 말하는 전문용어가 얼마나 흔한 증상인지 알 것이다. 숙면을 취하지 못하는 이유는 많은 것과 연관되어 있는데 혈당치 급변도 그중 하나다.

우리가 잘 때에도 뇌는 끊임없는 에너지 공급을 필요로 한다. 장기간에 걸쳐 당도가 높은 식단을 유지했다면 우리 몸은 당을 주 에너지원으로 쓰는 데 익숙해진다. 당도 높은 식단으로 인한 혈당치의 급상승과 급하락 때문에 몸은 뇌가 효율적으로 쓸 수 있게 끊임없이 포도당<sup>糖</sup>을 제공하려 애쓴다. 낮에는 주로 혈당치가 떨어지면 설탕을 더 먹는 걸로 해결하지만 밤에는 신체가 자체 메커니즘을 통해 올려야 한다. 부신에서 코티졸이라는 호르몬이 생성되는데 신체의 에너지 생산을 조절하는 기능이 있다. 포도당이 충분치 않으면 코티졸은 지방과 단백질을 포도당신생합성gluconeogenesis이란 과정을 거쳐 포도당glucose으로 변환시킨다. 하지만 코티졸 생성은 시간이 흐르면서 불균형한 혈당치가 신체에 주는 스트레스로 인해 흐트러질 수 있다. 그런데 밤에 혈당치가 떨어졌는데 신체가 익숙해진 빠른 연료(설탕!)가 공급되지 않고 또한 다른 에너지원으로 포도당을 만드는 코티졸을 부신이 효율적으로 생산하지 못한다면, 아드레날린이 치솟는다. 이 '투쟁도주반응'은 신체가 혈당을 올리기 위한 것이지만 결과적으로 당신은 잠에서 깨어나고 만다.

내가 조금은 과장스레 '금단증상'이라고 부르는 것을 겪고 있을 때 이 현상을 절절하게 느꼈다. 잠드는 데 문제가 있을 뿐만 아니라(그런 적은 처음이었다) 겨우 까무룩 잠들었어도 잠을 설쳤다. 몸이 덥고 축축하며 아무 이유 없이 굉장히 불안하고 감정이 북받쳐 깨어나 걱정하다가 아주 얕은 선잠이 들었다. 완전히 진이 빠지는 경험이었다.

첫 주엔 이런 현상이 더 심해졌지만 둘째 주에는 상황이 개선되기 시작하여 셋째 주에는 하루를 마치고 침대에 쓰러져 곧장 주욱 잤다. 기적과도 같았다. 물론 진짜 기적은 아니고 다 과학으로 이어진다. 이안 마버는 이를 한마디로 표현했다.

"낮 동안 혈당치 상승과 하강을 겪지 않은 사람은 밤에 더 잘 잔다."

과연.

## 넷째 주,
## 가벼워진 몸

내가 허영심이 많은 사람은 아니라고 생각하고 싶다. 그러나 6주마다 머리를 염색하고, 실면도로 눈썹을 다듬고, 왁스 제모를 하고, 얼굴 마사지를 받고, 화장하고, 운동을 한다. 그러니 설탕을 끊은 주된 동기는 내 건강을 위해서라고 말할 수야 있긴 하지만 그게 전부는 아니다. 몸무게도 마찬가지로 우선순위였다. 하지만 체중계에 연연한 적은 없다. 내게 있어 눈금 숫자는 상관없었다. 자기 몸이 지나치게 무거워지면 다들 아는 거 아닌가. 옷에 관심이 좀 많은 편이라 나는 늘 아끼는 옷을 아침에 입었을 때의 느낌을 기준으로 삼는다.

2012년 5월 나는 내 생일파티를 위해 돌체앤드가바나에서 비싼 드레스를 사이즈 16으로 샀다. 사이즈 16이라고 해서 뭐 잘못된 건 아니다. 영국의 평균 드레스 사이즈이며 나는 키가 큰 편이라(178센티미터) 어느 정도까지는 감당할 수 있었다. 그러나 정말로 사이즈 16이고 싶지는 않았고, 무엇보다도 내가 늘 그 사이즈였던 건 아니었다. 10대 후반에는 사이즈 12였는데 다시 그렇게 되고 싶었다. 통통해 보이니 행복하지 않았고 더 중요한 점은 건강에 좋지 않다. 다들 알다시피 과체중이면 심장(그리고 나는 이미 유전적 심장 결함이 있다)과 다른 장기에 추가 부담이 갈 수 있으며 혈압과 제2형 당뇨병, 그 밖의 건강 문제로 이어질 수 있고 관절에도 더 무리가 간다. 달리기는 힘든 일이 되고 나는 계속 자잘한 부상을 입었다. 아마 몸이 너무 무거워서였을 것이다. 내 자전거 출퇴근 코스에는 꽤나 가파른 고개가 몇 있는데 지나고 나면 얼굴이 시뻘개져 있기 일쑤였다.

"빌어먹을 파슐리 자전거는 너무 무겁다니까."

나는 사무실에 들어서면 누구든 들어주는 사람에게 그렇게 말했다. 특히 가방을 자전거 앞 바구니에 넣은 상태에선 진짜 무겁긴 했다.

"그리고 기어가 5단밖에 없어."

이 두 가지 다 맞긴 하지만 아침에 내 몸뚱이를 그 언덕 위로 끌어 올리기가 힘들다는 사실은 빼놓았다. 내 팔다리는 늘 가늘었지만 정제 설탕이 많은 식단과 술, 가공식품을 섭취하면서 계속해서 허벅지, 엉덩이, 배, 허리, 등에 살이 붙어갔다. 째깍 째깍 째깍 째깍.

간단히 말하자면 군살을 빼고 싶었다. 하지만 몸무게가 저절로 빠지는 그런 타입이 아니었다. 누구는 아침에 팽 오 쇼콜라를 우물거리고 커다란 카페라테를 들이키며 출근해도 1파운드도 찌지 않았다. 하지만 나는 햄 치즈 바게트를 쳐다보기만 해도 청바지가 타이트해지는 게 느껴졌다. 빼는 데도 시간이 오래 걸렸다(공교롭게도 이건 인슐린 저항성이 어느 정도 있다는 또 다른 징조다).

하지만 비참하게 살을 빼고 싶지는 않았다. 인공식품이나 가공 음료를 잔뜩 섭취하고 싶지도 않았다. 그렇게 하면 지속할 수 없다는 사실도 안다. 어떤 사람들에게는 그게 통할지 모르지만 난 아니었다. 그러나 저설탕 식습관은 유지하기가 엄청 쉽다. 물론 다른 모든 것과 마찬가지로 본인이 원해야 한다. 가장 어려운 부분은 자신이 가공식품과 많은 양의 과일, 단순탄수화물을 먹고 술을 마시는 것에서 얻는 단기적인 기쁨보다 건강이나 외모 등 장기적인 성취에 가치를 둔다는 사실을 진정으로 받아들이는 것이다.

넷째 주를 지나면서 칭찬이 쏟아지기 시작했다. 몸 전체 살이 빠지긴 했지만 내가 처음 알아챈 부위는 배와 옆구리였다. 오해하지 않도록 말해두자면 여전히 납작한 것과는 거리가 멀지만 확실히 많이 들어갔다. 전에 즐기던 많은 음식들을 끊고 난 후 예상대로 옷들이 헐렁해지고 벨트 구멍을 한 칸 안쪽으로 채울 수 있었다. 몇 주 동안 몸무게는 꾸준히 줄어들었다. 얼마나 많은 사람들이 칭찬을 했는지 일일이 헤아리지 못할 정도다. 팔뚝살은 사라지고 엉덩이살이 덜 흔들리는 것 같았다. 가슴도 줄어들었다(사실 전 남자친구가 거리에서 날 보고 제일 먼저 한 말이 이거였다, 왜 '전' 남자친구인지 알 수 있는 그런 말). 체중 감량보다는 부피가 줄어들었다는 것이 제대로 된 표현일 듯하다. 2012년 여름 이후 나는 사이즈 16에서 10~12로 줄어들었다. 처음에 누가 이런 말부터 해주었다면 난 반색하고 시작했을 것이다.


## 다섯째 주,
## 피부 개선

독신이라는 것에는 나름의 장점이 있다. 혼자 자기에 얼굴에 소독 연고를 맘 놓고 치덕치덕 바를 수 있다. 끈적끈적한 하얀 연고를 낮 동안 돈은 여드름마다 듬뿍 발랐다. 연고는 조그만 뾰루지들이 주로 자리 잡은 턱선뿐만 아니라 동시에 내 침구와 베갯잇도 뒤덮었다. 너무너무 안 섹시하다. 아침엔 눈도 뜨기 전에 얼굴을 더듬어 밤새 새로 난 뾰루지가 있나 살핀다. 전에는 피부가 좋았는데 30대 들어 갑자기 나빠지다니 어리둥절하고 속상했다.

여드름 외에도 피부가 칙칙해졌다. 아침에 일어나 세수하러 욕실에 들어가면 얼룩덜룩하고 윤기 없는 얼굴(반은 여드름 연고로 덮인)의 여자가 거울 속에 있었다. 죽은 피부 세포를 벗겨낸다고 비싼 페이스 스크럽제를 써봤지만 30분이 지나고 혈액 순환 개선으로 인한 장밋빛 혈색이 사라지고 나면 별반 달라 보이지 않았다. 난감했다.

내 하얀 얼굴을 햇빛 아래 내보이기만 해도 이마나 입술 위로 색소 침착이 나타났다. 내 친구 올리비아의 표현을 빌리자면 공포의 호르몬 콧수염. 임신했던 적이 있거나 호르몬 조절 피임 방법을 쓰는 여자라면 다들 색소 침착 문제를 알겠지만 나는 둘 다 아니었다. 이해할 수가 없었다.

나는 피부에 시간과 돈을 들였다. 밤마다 바르는 연고 말고도 직업상 업계 최고의 업체들에서 얼굴 마사지 정식 코스를 여럿 시험해볼수 있었다. 하지만 지속적인 효과가 있는 건 아무것도 없었다. 턱선의뾰루지는 호르몬 문제와 연관되는 경우가 많아서 겉만 어떻게 한다고효과가 있진 않을 거 같았다.

그리고 안티에이징 화장품 회사가 그렇게도 사랑하는 공포의 '잔주름과 굵은 주름.' 연관 업계에서 일하고 있음에도 나는 영원한 젊음이라는 환상을 좇아야 한다는 압박을 느끼지 않으려 다년간 애써왔다.스물일곱 살에 심장질환을 발견하고 나서 마음 한구석에서 실제로 주름살이 생길 나이까지 살지 못할 거라는 걱정도 했다. 하지만 괜한 걱정으로 마가 꼈는지 몇 년 안 되어 주름이 잔뜩 생겼다. 말 그대로 '하룻밤 사이'에 생겨난 건 아니지만 주로 눈 아래 잔뜩 모인 잔주름 무리와 이마의 깊은 주름이 눈에 띄기 시작했다. 딱히 무슨 큰일도 없었는데 갑자기 이렇게 심각해진 것이다. 나이를 먹어가고 있는 거야 사실이지만 피부가 건성도 아니고 SPF 지수 넉넉한 자외선차단제 없이햇빛 아래 나간 적도 없으며 매일 물을 1.5리터씩 마시고 있었다.

정성 들인 클렌징과 기초화장 역시 아무 도움이 되지 않았다. 얼마나 비싼 크림이든 간에 주름을 사라지게 할 수는 없다. 많은 크림이 피부에 수분을 공급하고 탄력을 주어 주름이 나아지고 심지어 줄어든것처럼 보이게 할 수는 있어도, 사라지게 한다는 건 말도 안 되는 소리다. 주름을 없앨 수 있는 방법은 필러 주사, 보톡스, 성형수술뿐이고 나는 아직 그렇게 할 마음은 없었다. 그래서 하던 대로 입생로랑에서 나온 좋은 파운데이션에서 위안을 찾았다. 비록 주름살에 기적을 일으킬 수는 없어도 메이크업은 여러 가지를 덮을 수 있다.

그래도 왜 내 피부가 이렇게 금방 뭐랄까, 거지같이 되었는지 궁금하긴 했다.

그러다가 설탕 섭취량을 확 줄이게 되었고 한 달이 안 되어 뾰루지가 사라졌다. 뾰루지가 났던 자리에 붉은 자국과 흉터가 있긴 했지만 (그것도 나아가고 있다) 거의 매일 돋아나던 새 뾰루지가 몇 년 만에 처음으로 없어졌다. 피부는 아직도 붉은 기가 남아 있고 스페인에 갔을 때 기미가 약간 생기긴 했지만 몇 달 사이 해외의 다른 햇살 화창한 곳에 여럿 갔는데 기미가 그렇게 심하지 않았다. 자랑하고 싶진 않지만 친구들은 내 피부에서 빛이 나고 건강해 보인다고 했다. 2년 전에는 전혀 듣지 못했던 칭찬이었다. 궁금해져서 나는 전직 응급실 의사였다가 피부과 의사로 전직한 런던 워터하우스 영 클리닉의 미카 엥겔에게 정크푸드를 많이 먹으면 피부가 어떻게 되는지 물었다. 그녀가 해준 얘기는 흥미진진했다.

"피부가 나이를 먹는 이유는 주로 이 삼총사와 관련이 있다고 여겨집니다. 프리라디칼활성산소, 태양에 의한 손상, 당화반응. 피부는 스물다섯 살부터 노화하기 시작합니다. 그 전에는 세포 재생이 빨라서 팽팽하고 안색이 복숭앗빛이죠. 스물다섯 이후로 모든 것이 느려지기 시작합니다. 고대에는 사람들이 서른 살 넘어서 별로 오래 살지 않았으니 노화된다 한들 상관없었죠. 이제 우리는 여든, 아흔까지 살아가는

데 생명 작용이 따라잡질 못합니다. 당화반응은 혈중 잉여 포도당이 피부의 '젊음의 단백질'과 결합하여 뻣뻣하고 딱딱하게 만드는 것입니다. 세포 표면을 효율적으로 '캐러멜화'해서 피부의 콜라겐과 탄력 섬유질이 세포 분열과 조직 재생이라는 가장 중요한 기능을 더 이상 수행하지 못하게 합니다. 그렇게 되면 얼굴에 주름이 지고 피부가 처집니다. 시간이 흐르면서 문제가 커져갑니다. 당화반응의 부산물이 체내에 축적되어 피부는 계속 칙칙하고 나이 들어 보이게 되죠. 당화반응 자체는 자연스런 노화반응이긴 하지만 당이 높은 식단 또는 타거나 숯이 된 음식(그릴이나 바비큐한 것 같은)을 먹는 등의 몇몇 생활방식이 그 과정을 가속화시킵니다. 그래서 찌거나 날로 먹는 게 몸에 좋아요. 프리라디칼은 우리가 먹고 마시는 음식으로부터 영양소를 얻기 위해 처리하는 과정에서 자연히 나오는 부산물입니다. 지방과 설탕을 많이 먹으면 간이 분해하기 어려워 그걸 처리하기 위해 신진대사가 더 늘어나야 하고 그러면 불안정한 프리라디칼이 더 많이 돌아다니게 됩니다. 이 분자들이 안정성을 찾기 위해 피부의 콜라겐에 달라붙어 이를 파괴시킵니다. 마지막으로 태양에 인한 손상. 선탠하느라 유해한 UVA와 UVB 광선에 노출된 사람들이 있죠. 그들은 20대인데도 피부 상태는 40~50대예요. 주름, 색소 침착이 생겨 피부가 늙은 것처럼 보입니다. 태양에 의한 손상의 약 80퍼센트는 스물다섯 살 전에 일어납니다. 10대 때 자외선차단제를 쓰는 건 나중에 피부를 위한 큰 투자가 될 거예요."

피부가 스물다섯 살부터 노화하기 시작할진 몰라도 노화의 흔적인 잔주름, 색소 침착, 칙칙하고 얼룩덜룩한 피부, 탄력 저하는 약 서른다섯 살이 되어서야 보이기 시작할 거라고 미카는 지적했다. 그 전에 나타나는 것은 '조기 노화'로 봐야 한다.

"우리가 무엇을 먹는지는 확실히 얼굴에 나타나요. 과도한 혈당은 인슐린 생성을 유발합니다. 이 과정은 세포 내에 미세 염증을 일으키고 이것이 피부 노화를 진척시킨다고 여겨지고 있습니다. 피부는 가장 큰 장기이며 몸이 내부에서 어떻게 고생하고 있는지 보여줍니다. 이 미세 염증은 피부에 색소 침착, 붉은 자국, 충혈, 뾰루지로 나타납니다. 피부가 탄력을 잃고 턱선부터 늘어집니다. 또 피부 감촉이 바뀌죠. 고르지 못한 안색, 시간이 흐름에 따라 깊은 주름으로 나아갈 잔주름, 커진 모공 등이 나타납니다."

2011년 네덜란드의 레이덴 대학 의료센터와 유니레버 연구조사센터의 과학자들이 600명의 혈당치를 측정하여 혈당과 사람이 얼마나 나이 들어 보이는지에 진짜로 직접적인 관계가 있는지 조사했다. 흡연 같은 다른 요소를 고려하더라도 혈당치가 높은 사람은 낮은 사람들보다 1/3 정도 더 나이 들어 보였다.

미카는 몸 안에서 벌어지는 일을 막지 않으면 안티에이징 트리트먼트에 돈을 써봤자 헛수고라고 했다.

"운동과 식단에 신경 쓰는 건 잘 늙는 법의 기본이죠. 아주 간단해 보이지만 그 두 가지를 바꾸면 정말로 큰 차이가 생깁니다. 비타민 D나 비타민 A, E 같은 영양제도 나름의 역할이 있지만 가장 중요한 것은 바르게 먹는 일입니다."

그간 먹은 아이스크림이 당신의 얼굴에 어떤 영향을 미쳤을까 싶어 암울해진다면 걱정하지 말자. 미카의 현명한 충고를 따라라.

"일단 식단을 바꾸고 과정을 늦추려 한다면 손상의 상당 부분을 복구할 수 있어요. 피부과 의사를 만나 어떤 종류의 색소 침착이나 여드름인지 진단 받도록 하세요. 피부를 개선시킬 수 있는 트리트먼트는 아주 많습니다. 색소 침착은 연고로 없앨 수 있고, 피부결은 세포 재생 촉진에 아주 좋은 알파하이드록시산AHA을 포함한 트리트먼트로 개선할 수 있습니다. 스스로를 가꾸는 데 있어 너무 늦은 때는 없어요. 당신의 피부가 겉보기에 좋다면 내면도 좋은 겁니다."

그래도 확신이 서지 않는가? 올해 초 〈메일 온 선데이〉지가 빅토리아 베컴의 비벌리힐스 피부과 의사 헨리 랜서 박사와 인터뷰하여 어떻게 그녀가 여드름이 잘 나던 피부를 현재의 깨끗한 얼굴로 변모시켰는지 알아보았다. 그는 이렇게 말했다.

"빅토리아 베컴은 자연 미인입니다. 굉장한 건강광이지요. 식단을 세심히 살피고, 운동하고, 건강한 생활을 합니다. 그녀는 여드름을 심하게 앓았지만 현재 그녀의 피부는 완전히 저절로 나았습니다. 자기관리의 본보기예요. 나는 여드름 환자에게 식단을 바꿔서 유제품과 카페인 섭취를 없애고 설탕은 거의 먹지 말라고 늘 조언합니다. 이건 탄수화물 섭취량이 전체 칼로리 섭취의 20퍼센트 이하가 되어야 한다는 뜻입니다. 그녀가 상담하는 피부과 의사는 저뿐이니까 이건 믿으셔도 좋습니다."

## 여섯째 주,
## 기분 개선

나는 오랫동안 꿍해 있거나 누군가에게 앙심을 품는 사람은 아니지만 늘 쉽게 화를 내고 다행히 또 금방 식었다. 비록 내 분노가 거의 늘 사람보다는 상황이나 물건으로 향하긴 했지만(나는 그렇게 고함을 질러대는 타입은 아니다) 지난 몇 년간 아주 작은 일에도 더 빨리 성미를 터트린다는 사실을 깨달았다. 화가 나거나 답답하면 눈물을 터트리는 경향이 있긴 했지만, 그런 경우가 점점 더 잦아졌다. 물론 감정기복에는 피로와 스트레스 수치를 비롯하여 많은 요인이 있으니 단지 설탕 섭취 탓만은 아니지만 설탕이 그 문제를 악화시킨다는 증거는 많다.

사람들의 생각과는 달리 설탕이나 체내에서 빨리 당으로 전환되는 음식 섭취가 스트레스 해소에 도움이 되지 않는다는 것은 이 책의 앞부분에 이미 쓴 바 있다. 실제로는 더 흥분시키고 어려운 상황에 제대로 대처하지 못하게 만든다. 우리가 나이 먹으면서 익힌 '일진이 별로였어? 초콜릿 하나 먹고 기분 풀어'라는 믿음과 전면적으로 배치된다.

또한 정제설탕(가공식품과 음료에 들어 있거나 식품에 첨가되는)이 감정기복 사이클을 계속 돌린다는 과학적 증거도 있다. 내가 그 예시다. 몇 년 전, 직장에서 금요일마다 한 주가 끝났음을 기념하는 의미에서 케이크를 먹었다. 지금은 좀 웃기게 들린다는 건 알지만 당시에는 일종의 전통이었다. 누군가가 가게에 가서 초콜릿 퍼지 케이크를 사온다. 물론 그때 나는 이 맛있는 초콜릿 케이크를 한 조각 먹고 45분 정도 기분이 좋아졌다. 그러다가 기분이 거지 같아지기 시작한다(우리는 이걸 '음식 혼수상태'라고 불렀다). 피곤하고, 짜증나고, 내가 담당한 기사 섹션의 헤드라인을 마저 쓰는 데 필요한 정신력을 얻기 위한 케이크 한 조각이 필요했다…. 그래서 작은 조각으로 '아주 얇게 썬 거 하나만' 더 먹는다. 만세, 다시 기분이 좋아졌다. 그러나 1시간이 지나면 더 상태가 나빠졌다. 이건 매점으로 내려가 에너지를 보충하고 퇴근 때까지 버티게 해줄 다이어트 탄산음료 캔 하나를 사야 할 때라는 신호다. 미처 깨닫기도 전에 앉은자리에서 추가로 600칼로리를 해치운 것이다.

혈당치가 치솟고 급강하할 때마다 감정도 그렇게 된다. 처음 케이크 한 조각을 먹지 않았다면 두 번째 조각이나 탄산음료도 필요하지 않았을 것이다.

힘겨운 설탕 금단증상을 겪는 동안 오히려 성미가 더 고약해졌는데 아마도 신체 시스템이 워낙 균형을 잃었기 때문이었을 것이다. 하지만 6주 만에 대체적으로 좀 더 느긋해졌다.

물론 런던을 떠나 '특별한' 휴일을 보내러 90분간 차를 타고 가는 동안 일행이 휴대폰으로 내내 업무 통화를 하고 있었던 때는 예외다. 통화에 방해가 되지 않으려 네비게이션을 꺼놓는 바람에 나는 일방통행 시골길로 잘못 접어들었고 다른 차들의 경적 속에 오스틴 파워 스타일로 유턴해야 했다. 이런 경우라면 나는 아직도 개지랄을 떠는 경향이 있다.

## 두 달째,
## 활력 상승

식단을 바꿔 저설탕 생활을 시작한 다른 사람들은 겨우 몇 시간 만에 엄청난 활력이 솟았다고 주장한다. 나는 아니었다. 처음 몇 주는 그냥 무척 피곤했다. 원래 낮잠을 자거나 일과 중에 잠깐 눈을 붙이는 사람이 아니었는데 오후 나절은 잠자리에 들 때만 고대하며 보냈다. 물론 이건 이유가 여러 가지일 수 있다. 먼저 나는 심장이 느리게 뛰도록 매일 베타 수용체 차단제를 복용하고 있으며 이건 아침에 활기차게 침대에서 벌떡 일어날 수 있게 만들어주는 약은 아니었다. 직장에서의 근무 시간도 역시 그다지 도움이 되지 않았을 것이다.

늘 출근 전 오전 6시 45분에 운동하러 헬스장에 가곤 했는데 힘에 부쳐서 몇 번 빼먹기 시작했다. 출근할 때 자전거를 타고 밤에는 회사에 두었다가 다음날 저녁 퇴근 때 집에 타고 오는 식으로 편도만 이용했다. 다른 사람은 모르겠지만 나는 처음 몇 주간은 신체적으로 힘든 일은 좀 무리처럼 느껴졌다.

그래도 식단은 꽤나 엄격하게 지켰다. 그러다가 여름이 끝나갈 무렵 갑자기 스위치가 켜진 것만 같았다. 2장에서 이안 마버는 설탕 끊기를 연료탱크 교체에 비유했다. 쉽게 손에 넣을 수 있는 형태의 에너지인 당에서 좀 더 얻기 힘든 에너지로 바꾸는 것이다. 그의 비유를 이어가자면, 나는 마치 새로운 연료 공급을 받은 기분이었다. 직장 동료 엠마와 나는 그녀의 예전 개인 트레이너 홀리 파넷을 불러서 일주일에 한 번 점심시간에 우리 사무실 맞은편에 있는 아름다운 켄싱턴 가든 공원에서 트레이닝을 받았다. 홀리는 온갖 모델과 유명인들을 가르쳐왔고, 그러다가 화려하다고는 할 수 없는 우리들을 맡게 된 것이다.

하지만 1960년대 히피들이 사랑하던 표현을 빌려 말하자면 나는 그 루브리듬감. 생동감를 되찾은 기분이었다. 홀리는 또한 영양사이기도 해서 통나무 위에서 삼두근 단련을 하면서 나는 헐떡헐떡 나의 새로운 식이요법에 대해 말했다. 그녀는 좋은 도움말을 주었고 적절한 레시피를 알려주고(6장에서 더 읽을 수 있다) 영감을 불어넣어주었다. 홀리는 늘 즐겁게 살면서 건강을 지키라고 나를 격려해주었다.

"둘 다 할 수 있어요."

그녀의 말이 맞았다. 우리는 함께 지난 몇 년간의 스트레스 가득한 업무로 차근차근 쌓여왔던 내 옆구리 군살 빼기를 시작했다.

"설탕과 스트레스 호르몬 코티졸 수치는 직접적인 관계가 있어요. 코티졸은 몸 중앙부의 지방을 늘리는 게 증명되었죠. 달리 말하자면 배 주위 군살 말이에요. 설탕 섭취를 제한하면 이 부위를 빨리 뺄 수 있을 거예요."

홀리의 말이 맞았다. 넉 달 사이 나는 9킬로그램 이상을 뺐고 오후를 지배하던 졸음은 사라졌다. 비록 아침에 활기차게 벌떡 일어나는 사람은 절대 될 수 없겠지만(혹시 새 드레스가 입어달라고 기다리고 있다면 모를까) 아침마다 새사람이 된 기분이었다.

## 역시 두 달째,
## 건강을 찾다

나는 골골대는 사람은 아니었다. 몇 년 전 경솔하게 캄보디아 톤레 삽에서 강물을 마셨다가 이질을 앓은 것을 빼면 병에 걸린 적이 드물었다. 그러나 계속 목이 아파 고생했다.

증상이 시작된 때는 2008년이었다. 학교를 졸업한 후 편도선염에 걸린 적이 없었는데 11월 들어 바이러스성 편도선염이 왔다. 그걸 떨치자마자 다시 1월에 그리고 4월에 또 걸렸다. 누구나 언제고 편도선염에 한 번은 걸려보기 마련이지만, 열이 나고 머리는 지근지근 쑤시고 목은 면도칼을 삼킨 것 같은 기분이 얼마나 힘든지를 잊기란 쉽다. 불행히도 그게 나의 일상이 되었다. 4년 동안 나는 1년에 네 번, 심지어 다섯 번까지 편도선염을 앓았다. 가끔은 박테리아성이라 항생제 처방을 받았다. 사실 휴가를 갔다가 도질 경우에 대비해 경구 페니실린 처방전을 미리 받아놓기도 했다. 겨울에도 여름에도, 스트레스를 받을 때도 아닐 때도 걸렸다. 감기, 두통, 배탈이나 유행성독감은 괜찮았는데 늘 편도선염이 문제였다. 너무 심해져서 의사가 내 편도선이 상처투성이라 그 때문에 도지는지도 모르겠다고 했다. 2012년, 편도선이 부어 콧구멍으로 카메라를 넣어 목으로 내려 보내 촬영하러 목 전문의에게 갔다. 다행히도 아무 데도 이상은 없었다.

정말 미스터리였다. 편도선 절제 수술을 받을까도 생각했지만 어른에게는 제법 큰 수술이라고 만류하는 조언을 들었다. 그러니 목 아픈 것을 일상으로 받아들일 수밖에 없었다. 하지만 이 증세는 왔을 때와 마찬가지로 순식간에 사라졌다. 설탕을 끊고 6개월 후인 2012년 11월 이후로 편도선염에 걸린 적이 없다. 그 두 가지가 연관되어 있을까? 이안 마버는 그렇다고 생각한다.

"온갖 당류가 든 식단은 두 가지 이유에서 면역체계에 영향을 미칠 수 있습니다. 먼저 마그네슘은 건강한 면역체계 유지 기능이 있는데 당은 마그네슘 저장량을 고갈시키죠. 포도당이 체내 세포로 들어가 저장되려면 마그네슘이 필요해요. 몸이 늘 잉여 포도당을 처리하려 애쓰고 있다면 마그네슘 저장량을 계속해서 쓰는 셈이고, 백혈구 세포질병과 박테리아와 맞서 싸우는 세포 생성을 억누르게 될 수 있습니다. 추가로 체내 포도당이 떨어지면 아드레날린이 생성됩니다. 아드레날린 역시 마그네슘을 소모시킵니다. 설탕은 장내 발효를 촉진시켜 프로바이오틱면역체계를 돕는 박테리아의 수가 감소할 수 있습니다. 이건 당신이 기침 감기에 걸리는 또 다른 이유지요."

정제설탕을 끊고 바이오닉 우먼이 되자. 더 나은 이유가 필요한가?


## 여덟 달째,
## 생리통 안녕

내 부인과 문제에 대해선 앞서 간단히 서술했다. 설탕을 끊은 후 다낭성난소증후군이 있다는 진단을 받았는데 이것은 난소에 무해한 낭

종이 있는 질환이다. 가장 흔한 부인과 문제로, 대략 여성 다섯 명 중
한 명이 환자일 것으로 추정된다. 내게 그런 게 있다고 생각할 만한
징조가 전혀 없었기에 다른 문제로 초음파 검사를 하다가 발견하게
되었다.

하지만 이제 와 돌아보니 증상이 있었다. 20대 초부터 나는 늘 불규
칙한 생리주기와 생리통에 시달려왔다. 그래도 평소 하던 대로 모든
것을 다 했으니 삶에 영향을 미친 건 아니지만 조금 우울해지긴 했다.

저설탕 생활을 실천할 때 다낭성난소증후군이 있는 줄 전혀 몰랐기
에 딱히 기적의 치료법을 찾고 있지도 않았다. 하지만 이럴 수가, 몇
달 사이 생리주기가 저절로 일정해졌다. 또 생리통이 훨씬 줄어들어
몇 년 만에 처음으로 뜨거운 물병을 끌어안고 소파에 앉아 있을 필요
가 없어졌다.

연구자들은 다낭성난소증후군이 있는 여자들 다수가 인슐린체내의 당
을 어떻게 사용하고 저장할지 조절하는 호르몬을 너무 많이 생성한다고 믿으며 해
당 질환이 있는 여자들은 증세가 악화될 수 있으니 설탕 섭취를 줄이
라고 권고한다. 하지만 다낭성난소증후군이 없더라도 설탕 섭취량을
확 줄이면 생리에 도움이 된다. 이안이 그 이유를 설명해주었다.

"마그네슘은 근육 이완과 수축에 관여합니다. 최대한 간단히 말하
자면 칼슘은 근육을 수축시키고 마그네슘은 이완시킵니다. 생리통으
로 고생하고 있다면 비축된 마그네슘을 써버렸기 때문일 수 있어요."

설탕을 끊은 이후 몸이 얼마나 좋아지고 생기 넘쳐 보이는지에 대
해 다른 이들의 경험담을 읽기는 했지만 정말로 이 모든 일들이 내게

벌어지리라곤 기대하지 않았다. 솔직히 마음 한구석에선 그들을 선교 사나 광신도쯤으로 생각했다. 하지만 그들이 맞았다. 설탕을 지나치게 많이 섭취하면 정말로 몸이 내부에서부터 망가질 수 있다.

　그러나 이 모든 변화를 보고도 나는 여전히 자주 설탕이 생각난다. 여전히 글레이즈 도넛과 시리얼 상자 그리고 초콜릿 칩 쇼트브레드가 든 남의 쇼핑카트를 갈망을 담아 흘깃거린다. 단것 진열대에서 물건들을 마구 끄집어내고 그린 앤드 블랙의 민트 다크초콜릿을 입에 마구 쑤셔넣고 싶은 충동은 이제 없어졌지만 여전히 가끔은 박탈감을 느낀다. 그 감정이 완전히 사라질지는 모르겠지만 나는 자제하고 있다. 간신히.

　그렇다면 여러분은 설탕을 많이 먹고 있는가? 어떻게 그걸 알 수 있을까? 나는 이안 마버에게 설탕을 지나치게 많이 섭취하는 사람에게 어떤 증상이 보이는지 물었다. 여기에 그가 언급한 증상들이 있다.

- 피로
- 단것에 대한 갈망
- 혀의 백태
- 가스 장 안에서 음식이 발효되니까
- 피부가 나쁘거나 번들거림
- 체중 감량이 어려움/몸 중심부에 축적된 군살
- 수면 장애
- 기분이 나쁘거나 화를 잘 냄

· 근육 경련

· 생리통

흥미롭게도 이안은 또한 설탕 의존에서 살이 찌고 마른 건 상관없다고 했다.

"다량의 설탕을 섭취하지만 말랐다고 해서 '몸에서 받아준다'는 뜻은 아닙니다. '괜찮다'는 의미가 아니에요. 오히려 나쁜 음식을 먹고도 살이 찌지 않는 것은 좋은 일이 아닙니다. 체중 증가와 나쁜 컨디션은 생활습관을 바꾸는 훌륭한 동기가 되니까요. 말랐으면 마음대로 해도 된다고 생각하는 걸 보면 흥미롭죠. 정말로 그런 게 아닙니다."

확신이 섰는가? 저설탕 혁명에 참가하고 싶은가? 방법을 안다면 쉬운 일이다. 그 방법을 5장에서 소개하려 한다.

# 5장

—

## 단계별 저설탕 실천 방법

'알고 준비하고 행동에 나서면
오래된 습관도 조금 더 쉽게 바꿀 수 있다.'

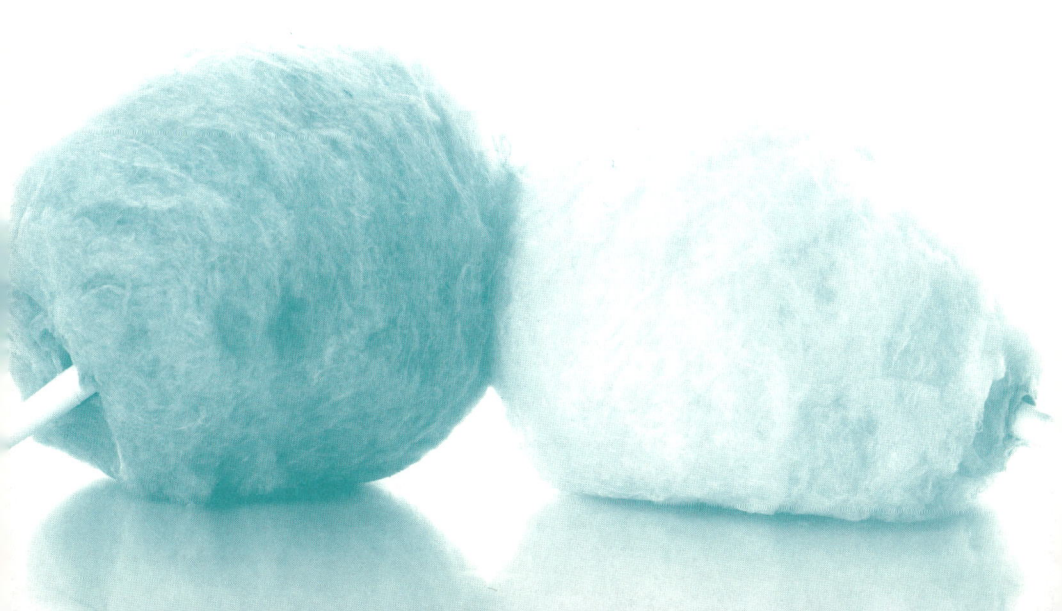

# 지금쯤이면 설탕을 끊는 쪽으로 완전히

기울었거나 아니면 이 책에 끔찍이도 정나미가 떨어졌겠지만, 아직 읽고 있다면 전자일 거라고 생각한다. 그렇기를 바란다. 여러분에게 무엇을 먹고 있는지 점검해보라고 말할 권리는 내게 없다. 현 상태에 만족하며 바꾸고 싶지 않다면 그대로 살아간다 해도 아무 문제없다.

하지만 이 책을 읽으면서 '나도 감정기복과 수면 장애, 뾰루지 그리고 딱히 뭔지 모르게… 예를 들자면 스트레스로 인한 것이라 여겨온 증상에 시달리는데'라고 생각할 수도 있다. '체력이 떨어졌다'거나 내가 예전에 잘 쓰던 표현으로 '그냥 몸이 좋지 않은' 상태 말이다(절대 정상적인 상태가 아니다). 어쩌면 배 주위에 붙은 군살을 좀 빼고 싶을 수도 있을 것이다.

3년 전이라면 이런 책을 쓸 상상조차 못했을 것이다. 꾸준히 뭔가를 제한하고 특정 원칙을 고수한다는 생각은 못했으리라. 그러나 그러고 있고, 여러분도 할 수 있다.

솔직히 처음에는 힘들게 느껴질 수 있다. 하지만 시간이 흘러갈수록 (몇 달, 몇 년이 아니라 며칠 얘기다) 저설탕 식생활이 제2의 천성이 될 것이다. 여전히 외식도 하고, 포장요리도 사고, 친구들과의 저녁을 즐길 수 있다. 하지만 당신의 선택은 바뀔 것이다. 사실 많은 것들이 바뀔 것이다. 잠을 더 잘 자고, 날씬해지고, 활력이 넘치며, 식탐과 감정기복은 줄어들 것이다. 아픈 경우도 줄어든다. 더 중요하게는 '보상' 개념이 바뀔 것이다.

예를 들어 나는 이제 퇴근하고 와인 반 병 마시는 걸 보상으로 여기지 않는다. 잠을 설치고 그 결과 다음날 아침 머리가 멍해지는 건 내 기준에선 즐거운 시간을 보내는 방법이 아니다. 나는 오랜 시간 일한다. 쉬는 시간을 최대한 활용하고 싶고, 아침에 잠자리에서 일어나면 하루를 기운차게 시작하고 싶다. 술을 자주 마시던 때는 종종 저녁을 굶고 대신 밖에 있는 동안 간식을 먹거나 들어와서 토스트를 먹곤 했다. 다음날이면 머리가 완전히 흐리멍덩한 채 깨어나 빠른 에너지 공급이 필요해서 건강에 나쁜 아침식사 생각이 간절해진다. 진짜로 저지르지야 않겠지만 출근길에 맥도날드 소시지 에그 머핀을 사고 싶은 생각이 굴뚝같다. 고탄수화물에 당도 높은 음식을 먹으며 하루를 지탱할 에너지를 얻고 퇴근길에는 인도 요리나 그 비슷한 것을 포장해 갔다. 전반적으로 보면, 퇴근 후의 그 '와인 두어 잔'은 그렇게 무해한 별식으로 여겨지지 않는다.

술을 줄였다고 내 인간관계에 영향이 가진 않았고 여러분도 그럴 수 있다. 어젯밤을 예로 들어보겠다. 이름이 나와 같은 친한 친구와 저녁에 만났다. 우리는 극장에서 영화를 본 다음, 볶음요리 식당에 가서 실컷 먹었다. 치킨과 캐슈넛 카레, 채소 볶음, 현미밥(양이 많았다). 친구는 화이트와인을 한 잔 했고 나는 안 마셨다. 그렇다고 저녁을 망치진 않았다. 사실 우리 둘 다 거기에 대해선 언급조차 하지 않았다. 보다시피 정말로 쉽다. 그냥 여러분의 선택에 달린 일이다.

여러분이 결심했다면 당연히 나처럼 인생이 변하는 경험을 하게 될 것이다.

그래서 이 장에서는 저설탕 생활을 단계별로 실천하는 방법을 선보이도록 하겠다. 건강에 문제가 있거나, 과체중이거나, 뭔가 약을 복용 중이거나 어떤 이유에서든 진료를 받고 있거나, 설탕을 끊어도 될지 확신이 서지 않는다면 담당 의사와 상담하거나 병원에 가서 올바른 조언을 듣도록 하자.

무엇보다 먼저 '설탕'이 무엇으로 구성되어 있는지 알아보자.

## 1단계
## 설탕당에 대해 알자

"실질적으로 네 종류의 당이 있습니다"라고 영양학자 이안 마버는 말한다. 여기에 관해 좀 더 설명해보겠다.

### 가당 또는 정제설탕

이건 여러분이 아침 홍차에 넣는 설탕이나 코카콜라 한 캔에 들어 있는 6작은술 분량의 설탕이다. 거의 모든 가공식품에 들어 있는데 가공식품이 무엇인지는 알아보기 쉽다. 기본적으로 원재료와 외관상 거의 유사점을 찾을 수 없다. 예를 들어 가게에서 산 비스킷은 자연 상태에서의 원재료와 닮은 모습을 전혀 찾을 수 없다. 영양학자들은 우리가 구매하는 대다수 고가공 공산식품에 과당꿀이나 과일에 든 당이 포함된 것을 염려하고 있다. 과당이 나쁜 이유는 다른 당과는 달리 우리 몸이 혈류에서 그걸 제거하기 위한 호르몬 반응당에 대한 인슐린 반응을 하지 않기 때문이다. 대신 과당은 곧장 간으로 가서 그곳에서 처리된다.

"간이 무리를 하게 되면 과당을 간 지방으로 변환시키고 이는 지방간을 유발할 수 있습니다. 요즘엔 이런 일이 점차로 흔해지고 있으며 인슐린 저항성과 동맥경화, 심장질환 가능성도 높아졌습니다."

이안 마버는 말한다. 과당은 또 우리 몸의 렙틴 호르몬 생성을 억제시키는데, 렙틴은 우리가 배가 부른지 알려주는 역할을 한다. 달리 말하자면 아무리 먹어도 포만감을 느끼지 못하는 것이다.

### 자연적으로 원치 않는 당분이 많이 함유된 식품

'건강에 나쁜' 건 아니지만 많은 과일은 당 함유량이 높다. 와인, 과일주스와 스무디도 마찬가지다. 예외는 GI지수가 낮은 색깔 짙은 베리류 정도다.

### 몸에서 빨리 당으로 전환되는 식품

이것은 GI지수로 쉽게 구분할 수 있다. 이안은 말한다.

"GI지수는 식품 섭취 후 얼마나 빨리 혈당으로 변환되는지를 수치화한 것입니다. 궁극적으로 혈당 급상승을 피하려면 우리가 먹는 식품이 천천히 당으로 변해야 하며 이는 우리가 거기서 에너지를 일정 시간에 걸쳐 고르게 받게 된다는 의미죠. 지수는 해석하기 나름이지만 저는 100 이상은 높고, 중간은 35에서 60, 35 이하는 낮다고 생각합니다. 흰빵 한 조각은 지수가 100이에요. GI지수가 유용하기는 하지만 개별 식품별로만 수치를 기록할 뿐인데 우리가 음식을 한 종류씩만 먹는 경우는 드물죠. 여러 음식을 조합해서 수치를 매길 때는 당부하지수glycaemic load를 씁니다. 예를 들어보죠. GI지수 100인 흰빵 한 조각에다가 잼을 곁들여 먹는다고 하면 잼은 120이니 거기에 빵을 더해 총 220이 됩니다. 이걸 둘로 나누면(잼과 빵 두 가지 요소로 이루어져 있으니) 110이 나오는데 여전히 GI지수가 매우 높습니다. 하지만 빵 한 조각에다가 땅콩버터를 바른다면? 땅콩버터는 GI지수가 아주 낮아서 30밖에 안 되지요. 그러면 더해서 둘로 나누면 65입니다. 여전히 높긴 하지만 그렇게 나쁘진 않아요. 한 품목의 GI지수만으로는 건강성을 알아볼 수 없다는 사실을 알아두세요. 예를 들어 아이스크림은 지방이 많이 함유되어 GI지수가 낮죠. GI지수만 보는 것은 음식의 다른 영양 정보는 고려하지 않은 채 칼로리만 보는 거나 마찬가지입니다."

### '가장하는 당'이안의 표현

여기에는 꿀과 아가베시럽이 포함된다. 이런 품목들은 설탕보다 가공률은 낮지만 체내에서는 아주 유사한 방식으로 소비된다. 아가베시럽은 1큰술당 약 60칼로리로, 40칼로리인 설탕보다 더 열량이 높다. 이안은 말한다.

"요점은 어떤 것이 다른 것보다 '낫다'고 해서 그게 '좋다'는 뜻은 아니라는 겁니다. 포리지에 꿀과 아가베시럽을 잔뜩 뿌리는 건 설탕을 넣는 것보다 크게 나을 게 없어요. 꿀을 떠올리면 자연, 꿀벌, 햇살 화창한 날, 해바라기, 친근감 있는 시골 농부 등이 생각나죠. 설탕은 플랜테이션, 공장, 가공, 쏟아져 나오는 하얀 과립 등입니다. 하지만 궁극적으로 영양 측면에서 보면 둘 다 당입니다. 우리가 누군가에게 속고 있는 게 아니라 대중은 어떤 종류는 다른 종류보다 낫다는 걸 믿고 싶어 하지요."

## 2단계
## 식단 일기를 쓴다

이제 무엇이 당인지 알았으니 식단 일기 쓰기가 쉬울 것이다. 나는 따로 적지는 않았지만 정말로 다양하고 균형 잡힌 식단을 섭취하는지 확인하기 위해 내가 택한 식품들을 전부 평가해보았다.

식단 일기 쓰기는 자신들이 당도 높은 식단을 먹는지 아닌지 긴가민가했던 내 중도파 친구 몇 명에게 정말 도움이 되었다. 최근 친구 네 명이 일주일 동안 먹고 마신 것을 몽땅 기록해보았는데 그 결과에 다들 정말 놀랐다.

설탕은 우리가 먹고 마시는 많은 것들에 숨어 있다. 오후 한나절을 보내기 위해 먹는 스위트 팝콘 작은 봉지는 칼로리와 지방은 낮을지 몰라도 설탕은 어떨까? 그렇게 많지 않다. 하지만 어쩌다 한 잔 하는 와인도 주말이 되면 모여서 열 잔이 되기 마련이다. 자신이 얼마나 먹느지 쓰게 되면 양을 줄여야겠다는 동기부여가 될 뿐만 아니라 저설탕으로 바꾸기 쉬운 부분이 어디인지 눈에 잘 들어온다.

## 3단계
# 단번에 끊을지
# 점차 줄여나갈지 정한다

자, 이제 마지막 힘든 대목이 남았다. 포기하기. 단번에 딱 끊기와 점차 줄여나가기 중 어느 것이 더 나을지의 의견은 서로 갈린다. 알다시피 나는 단번에 끊는 쪽을 택했다. 이게 가장 쉬운 방법일까? 이안의 말로는 아닐 거란다. 하지만 내 경우 현실적으로 할 수 있는 방법이 그것뿐이었다.

나는 작은 변화에 따라 점진적으로 효과를 보기보다는 극적인 개혁에 더 잘 적응한다. 비꿔 말하자면 짧고 화끈한 충격요법을, 빨리 끝내버리는 쪽을 선호한다. 피할 수 없는 힘든 대목을 미루고 질질 끌다가는 결국에는 기세가 꺾여 옛날 습관으로 돌아가기가 쉽다.

좋은 소식은 이안의 말에 따르면 단번에 끊기가 꼭 나처럼 힘들지는 않다고 한다. 아마도 나는 몸을 제대로 준비시키지 않았고, 그래서 유난스런 반응을 겪었던 것이다. 또 신체 시스템이 겪을 변화에 대비해 도움을 줄 건강 보조식품들이 있으며, 이는 금단증상을 줄여준다 (내 웹사이트 www.sweetnothingbook.com을 참고하라). 즉 나처럼 끔찍한 경험을 겪지 않을 수 있다는 말이다. 이안의 설명을 들어보자.

"하룻밤 사이에 설탕을 끊으라고 권하진 않습니다. 시작하기 몇 주 전부터 계획을 세워야 해요. 씨앗류, 시금치, 콩류와 퀴노아를 더 많이 섭취하거나 건강 보조식품의 도움을 받아 마그네슘 수치부터 높여야 합니다. 또 살코기 단백질을 더 먹으면 설탕과 탄수화물 갈망을 다스리는 데 도움이 됩니다. 가끔 사람들한테 질 좋은 프로바이오틱 보조제를 섭취하여 장 건강을 챙기라고 권하는데 이게 설탕 욕구를 누르는 데도 도움이 됩니다. 술도 같이 줄이세요. 설탕 섭취량을 줄이려면 알코올부터 시작하는 게 좋습니다. 영양면에서의 가치는 전혀 없고 공허한 칼로리만 잔뜩이니까요. 과음하고 나면 그 영향이 단지 하루로 끝나는 것도 아니고요. 알코올을 과하게 즐기고 난 다음날이면 신체는 빠른 에너지 공급과 이미 체내에 존재하는 당을 처리하기 위해 탄수화물을 갈망하게 됩니다. 그런 측면에서 음주는 설탕을 부르는 덫이죠."

나는 최대한 설탕을 끊는 쪽을 지지하지만, 적절히 줄이는 정도가 현실적으로 할 수 있는 최선이라고 여기는 사람들도 전적으로 이해한다. 그런 경우라면 그렇게 한다. 내 친구들 중 상당수는(특히 아이가 있는 경우) 그냥 가능한 부분에서 천천히 설탕을 줄였다. 점차로 건강에 더 좋은 선택을 하되 이따금씩 잘못할 수도 있음을 받아들이는 것이다. 다들 여전히 과일을 먹고 상당수는 와인도 마시지만 '주말로만' 한정한다. 탄산음료, 가공식품과 정제설탕은 딱 끊었다. 설탕을 줄이는 데 도움이 될 정말 간단한 제안 몇 가지가 있다.

- 점심 샌드위치나 구운 감자를 수프나 올리브오일 드레싱을 곁들인 샐러드로 바꾼다.
- 프랜차이즈 커피 전문점을 끊는다. 거기서 파는 많은 종류의 커피 음료에는 설탕, 시럽 등이 잔뜩 들었을 뿐만 아니라 스낵 코너에는 달콤한 케이크, 비스킷 등이 가득하다. 괜히 스스로를 시험에 들게 하지 말자. 돈을 절약해 월말에 새 옷을 한 벌 사는 거다.
- 아침 출근길에 생주스 한 잔을 사는 대신 허브차나 물을 마신다.
- 오후에 초코바 대신 견과류 한 줌이나 생채소를 후무스나 차지키 <sub>요거트를 주재료로 만든 그리스 전통 소스-옮긴이</sub>에 찍어 먹는다.
- 좋은 지방 섭취량을 늘린다. 전지방 플레인 요거트에 구운 아몬드와 시나몬을 곁들여 디저트나 아침식사로 섭취한다.
- 아보카도를 사랑한다.
- 백미 대신 현미를 먹는다. 현미는 GI지수가 더 낮고 혈당 급상승을 막아준다.
- 찬장을 싹 치우고 단 음식은 아예 사지 않는다. 비스킷, 감자칩, 케이크, 탄산음료, 과일음료, 그 외 다른 잡스러운 것들 다 금지. 집에 두지 않으면 먹을 일도 없다.
- 술을 마시지 않는다. 외출해서 뭔가 필요하다 싶으면 보드카 싱글샷, 생라임즙에 탄산수 탄 것을 주문한다. 당도와 칼로리가 낮을 뿐만 아니라 탄산수는 수분을 보충시키고 보드카를 중화시킨다.
- 인공감미료가 들어 있거나 저칼로리 '가짜' 설탕을 쓴 다이어트 제품은 몽땅 버려라. 이유는 4단계에서 설명한다.

## 4단계
## 인공감미료는
## 우리 편이 아님을 명심하라

설탕을 포기하고 단맛을 저칼로리 대체재로 얻을 수 있다고 생각하는가? 다시 생각해보기를. 다이어트 콜라는 내다버려라. 연구 결과에 따르면 인공감미료(이중 몇 가지는 설탕보다 1만 3천 배 달다고 보고되었다)는 신체의 단맛에 대한 인식을 뒤틀어놓는다. 인공감미료의 악영향에 대한 글은 많은데 그중에는 암과 그 외 끔찍한 질병과 연관된다는 확인되지 않은 설도 있다. 감미료와 암의 연결고리를 입증한 연구는 없음을 분명히 해둔다. 하지만 최근 연구에 따르면 인공감미료를 쓴 음료를 하루 하나 마시는 것만으로도 비만과 제2형 당뇨병, 대사증후군뿐만 아니라 심혈관계 질환의 위험을 높인다고 한다. 또 장기 연구를 통해 설탕 대신 이런 감미료를 섭취한다고 체중 감량에 꼭 도움이 되진 않는다는 것도 밝혀졌다.

내 말을 믿고 싶지 않은가? 여러분을 탓하진 않겠다. 내가 과학자나 영양사는 아니니까. 하지만 하버드 의대 공공보건 대학원의 똑똑한 사람들은 잘 알 거라고 생각한다. 거기 웹사이트에 실린 말을 인용하겠다.

"한 연구에서 3,682명을 대상으로 인공감미료 음료 섭취와 체중과의 장기적 상관관계를 조사했다. 참가자들은 7~8년간 추적조사와 체중 모니터링을 받았다. 다이어트, 운동 변화, 당뇨병 상태 등 체중 증가에 영향을 주는 일반적인 요소들을 감안하여 조정하고 나자, 인공감미료 음료를 마신 사람들은 안 마신 사람에 비해 BMI<sup>체질량지수</sup> 증가가 47퍼센트 높은 것으로 드러났다. 인공감미료에 대한 우려 중 하나는 얼마나 많은 칼로리를 섭취했는지 판단하는 신체의 능력에 영향을 미친다는 것이다. 몇몇 연구에서는 설탕과 인공감미료가 뇌에 다른 방식으로 영향을 미친다는 점이 드러났다. 인간의 뇌는 단맛에 더 많이 먹으라는 신호로 응답한다. 그런데 인공감미료는 칼로리 없이 단맛만 공급해 우리로 하여금 더 많은 단 음식과 음료를 먹게 만들고 이는 과다 열량 섭취로 이어진다. 샌디에이고에 있는 캘리포니아 대학에서는 설탕 또는 수클라로스<sup>인공감미료의 한 종류—옮긴이</sup>를 타서 단맛을 낸 물을 지원자들에게 조금씩 마시게 하고 뇌기능 MRI 촬영을 했다. 설탕은 음식 보상과 관련된 뇌의 영역을 활성화시킨 반면, 수클라로스는 그렇지 않았다. 수클라로스는 열량을 지닌 천연 단맛을 섭취하고 싶다는 욕망을 충족시키지 못했다. 인공감미료는 단것 갈망을 다스리는 데 효과적이지 못할 수 있다."

달리 말하자면 몸이 설딩을 원할 때는 인공감미료 제품으로 만족하고 넘어가지 않는다는 것이다. 몸은 여전히 '진짜' 설탕을 원하고, 강철 같은 의지를 지니지 않은 이상 아마 결국에는 포기하고 먹게 된다.

애초에 단것을 먹지 않으면 이 전체 사이클의 반복을 막을 수 있다. 작은 비밀 하나를 공개하겠다. 베프인 제인과 나는 다이어트 콜라의 광팬이었다. 나는 3년 전쯤 온갖 부정적인 내용이 담긴 관련 글을 읽고 콜라를 끊었지만 전에는 하루에 두 캔씩 마셨다. 2014년 초 친구인 제인도 콜라를 끊었다. 내가 이유를 묻자 제인은 이렇게 털어놓았다.

"나는 하루에 여섯 캔에서 여덟 캔까지 마실 수도 있었어. 자랑이라기도 뭣하지만 아마 캔 하나를 세 모금이면 끝장낼 수 있었을걸. 하지만 하나 마시고 나서 15분쯤 지나면 한 캔 더 마시고 싶어져. 집에 늘 여덟 팩씩 쟁여두곤 했으니 보통 또 마시고 그랬지."

일반적인 '건강해지자' 결심의 일환으로 제인은 콜라 대신 물로 바꿨다.

"다이어트 콜라에 '중독'되는 게 가능한지는 잘 모르겠어. 코카콜라에서는 그렇지 않다고 말한 건 알아. 확실한 건 콜라를 끊고 나니 정말 생각이 많이 나더라. 물은 밍밍하게 느껴졌고 가게에 가면 콜라캔을 애타하며 쳐다봤지. 하루 종일 콜라 생각만 하고 마시지 못해 안타까워했지만, 굳세게 두세 주를 버티고 나니 그렇게 줄창 머릿속을 차지하지는 않게 되었어. 그러다 보니 생각이 났는데 누가 나한테 다이어트 콜라가 무슨 맛인지 묻는다면 뭐라고 답해야 할지 모르겠는 거야. 그래서 캔 하나를 마셔봤지. 얼마나 끔찍했는지 몰라. 금속맛에, 밍밍하고, 그냥 지독했어. 내 미각이 바뀌어서 그런가 보다 싶긴 했지만 그걸 맛있다고 마셨다니 믿어지지가 않아."

제인이 알아챈 또 하나의 흥미로운 점은 다이어트 콜라를 끊은 이후 저녁때 단것이 당기던 현상이 사라졌다는 것이다.

"난 사람들이 흔히 말하는 것처럼 단 걸 밝히는 타입은 아니었어. 케이크나 디저트에 빠진 건 아니니까. 그런데도 지난 몇 년 동안 저녁을 마무리하는 의미로 초코바 하나를 먹곤 했지. 다이어트 콜라를 끊으니까 그러고 싶은 기분이 들지 않더라. 어쩌면 뭔가 다른 이유가 있

는지도 모르겠지만 만약 그런 거라면 네가 말해준 하버드 의대 정보
는 재미있는 우연의 일치겠네."

홍차에 꼭 뭔가 넣어야겠다면 이안 마버는 스테비아를 시험해보라
고 권한다. 스테비아는 설탕보다 200배 달콤한 천연 식물 감미료이다.

"현재로서 정말 쓸 만한 유일한 설탕 대체재는 스테비아입니다. 하
지만 스테비아는 살짝 금속성 맛이 나서 어떤 사람들은 화학적인 맛
이라고도 해요. 그러나 다른 대체품보다는 낫습니다."

그나저나 인공감미료를 먹지 않으려면 껌이나 무설탕 민트류도 끊
어야 한다. 어떤 사람들은 이 두 가지가 단것 갈망을 물리치는 공을 세
웠다고 하지만, 많은 위장 전문의들은 우리가 껌을 씹을 때 신체는 음
식을 예상한다고 믿는다. 즉 소화 과정을 시작하여 음식을 분해하는
데 도움이 될 침과 위액, 췌장액을 더 많이 분비한다. 그러나 물론 껌
이기 때문에 아무것도 들어오는 게 없어서 소화기관에 탈이 날 수 있
다. 껌을 씹으면 또한 지나치게 공기가 들어가 위통, 복부 팽만감과 방
귀로 이어진다. 좋지 않다.

## 5단계
## 뇌 새로 프로그래밍 하기

먹는 걸로 기분을 푸는 타입인가? 만약 음식을 '보상'으로 여기고
위안이 된다거나 약간 '사악하다'고 생각한다면 그런 타입이 맞다. 이

는 먹는 행위에 필요 이상의 의미를 부여하고 있다는 뜻이다. 음식에 대한 생각을 바꾸면 더 건강한 생활습관을 유지할 수 있다.

내가 열심히 일한 스스로에게 일상적으로 하루에 두세 번씩 어떻게 '보상'을 주었는지는 앞서 자세히 설명했다. 저설탕 삶을 실천하기 위해서는 보상에 대한 관점을 완전히 바꿔야만 했다. 단기적인 해결책인 설탕 대신, 요즘 내게 있어 보상이란 체중 감량, 외모 개선, 그리고 더 건강해진 기분이 되었다. 선택은 간단했다. 불행히도 당도 높은 식단을 먹으면서 보기 좋은 외모와 건강을 얻을 수는 없다는 게 점차 분명해지고 있었으니까.

보디즘의 리가 말한 대로이다.

"뭐든 삶을 변화시키기 전에 당신에게 정말로 만족감을 가져다주는 것이 무엇인지, 그리고 이루고 싶은 게 뭔지 생각할 필요가 있습니다. 그런 다음 스스로에게 물어보세요. 초콜릿이나 뭐 그런 걸 먹는 게 목표 달성에 도움이 될까요?"

음식을 즐기고 요리하기와 먹기를 크나큰 기쁨으로 삼지 말라는 뜻은 물론 아니다. 음식은 그저 신체의 연료만이 아니라 사회적 유대감을 보여주는 한 형태이며, 긴장을 풀고, 애정을 표시하는 방식이기도 하다. 이안 마버가 말했다.

"완전 무설탕 삶을 실천하기란 거의 불가능할 뿐만 아니라 어떤 음식을 완전히 금지한다는 것은 먹는 행위를 감정화하는 겁니다. 이는 초콜릿 같은 음식이 어떤 사람에게 한 주는 '보상'으로 다음 주에는 '처벌'로 여겨질 수 있다는 의미입니다. 그냥 초콜릿일 뿐인데. 정말

진지하게 생각해보면 설탕은 보상이 되기엔 이상한 거예요. 일시적으로 느낌을 제공하긴 하지만 실제로는 거의 기쁨을 주지 못합니다. 잠시 스쳐가는 희열처럼 한순간 즐기고 다음 순간 사라지죠. 그러나 열심히 일하고 보통은 사지 않을 물건을 구입하거나, 평소라면 하지 않을 경험으로 스스로에게 보상을 주는 행위의 장점은 분명하죠. 내 책에선 그게 좀 더 진정한 보상입니다. 그렇다고 음식을 너무 지나치게 '연료'로만 여기면 모든 즐거움을 빼앗깁니다. 어른스럽게 행동하면 됩니다. 우리는 다른 온갖 것에 대해선 어른답게 행동하죠. 피곤하면 일찍 자고 일주일에 다섯 번씩 하던 외출을 줄이고 머리가 푸석하면 염색을 자제하죠. 그런데 음식 일이 되면 꼭 어린애처럼 굴 때가 있어요. 술도 비슷합니다. 그 와인 한 병이나 칵테일 네 잔이 정말 장기적으로 당신에게 보상이 될까요?"

또 여러 종류의 당을 포기하면서 내가 깨달은 멋진 일은, 대체로 그렇게 박탈감을 느끼지는 않았다는 점이다. 여러분도 마찬가지일 것이다. 엄청나게 달달한 음식들의 폭격을 받지 않게 되면서 우리의 미각이 적응하기 때문이다. 예전에는 달다고 생각하지 못했던 음식들이 이제는 달게 느껴진다. 천연 유당을 함유하고 있는 우유가 대표적이다. 고구마와 단호박은 단맛이 너무 강하게 느껴져서 약간 내키지 않을 정도이다.

하지만 이 책에서 완전히 정직하겠다는 신조를 지키기 위해 나는 단것이 전혀 그립지 않다거나 가끔은 그냥 재미삼아 피냐콜라다 칵테일 여덟 잔을 연달아 마셔버리고 싶을 때가 없다는 소리는 하지 않겠다. 한 번은 그렇게 하기도 했다. 다른 점은 이제는 매일 또는 매주 그렇게 하지는 않는다는 것이다(그리고 싶지도 않다). 2년 전에 대다수의 설탕을 끊은 이후 나는 하리보 젤리 한 봉지나 초콜릿 한 개도 먹은 적이 없다. 투명성 차원에서(그리고 혹시 사진이 언론에 실려 탄로날까 하는 두려움에) 말하자면 작년 부모님이 크리스마스 양말 속에 넣어주신 벤딕스 민트를 여섯 개쯤 먹었다. 그건 내가 제일 좋아하는 맛이었다. 완전 환상적이었다.

## 6단계
# 동지를 만들어라

주위에 설탕을 끊고 싶어 하는 사람이 있는가? 직장 동료, 배우자, 자녀, 팀 동료, 이웃, 운동 친구? 함께할 사람이 있다면 도전이 훨씬 수월해진다.

물론 없어도 괜찮다. 나 역시 혼자 했다. 하지만 멘토는 찾아보자. 또 상황이 힘들어지면 온라인상에서라도 도움을 얻자. 제임스 듀이건의 《깨끗하고 날씬한 다이어트》 책 시리즈가 내게 얼마나 유용했는지는 앞서 언급했다. 이제 이북으로도 나와 있으니 어디든 가져갈 수 있다. 그 밖에도 여러 조언과 실천 방법, 레시피를 공유하는 블로그와 온라인 커뮤니티가 많다. 마음에 드는 곳을 찾아서 즐겨찾기를 해놓자. 내가 즐겨찾기한 몇 곳을 소개한다.

## www.sweetnothingbook.com

이건 내 웹사이트다. 도움이나 격려, 제안을 원한다면 여기 와서 나를 찾으면 된다.

## www.cleanandlean.com

제임스 듀이건의 웹사이트로 레시피, 상품 판매, 운동법을 안내한다.

## www.deliciouslyella.com

엘라는 런던 출신의 젊은 여성으로 희귀 심장질환 진단을 받은 후 거의 병상에만 누워 지내야 하는 신세였다. 본인 고백에 따르면 '슈가 몬스터'였던 그녀는 음식으로 치료를 해보기로 결심했고 그게 통했다. 그녀의 영양가 높은 저설탕 채식 레시피는 완전 맛있다. 아가베시럽, 메이플시럽, 꿀 같은 것을 쓰지 않는 레시피에 도전해보자.

## www.hemsleyandhemsley.com

재스민과 멜리사 헴슬리 자매는 런던에 기반을 두고 사람들을 아름답고 눈부시며 건강하게 만들어주는, 정제설탕이 들어가지 않은 유기농 영양 식품을 만든다.

## www.goop.com

맞다, 기네스 팰트로의 웹사이트. 나는 친구 마야가 추천해준 그녀의 요리책 《모두 좋은 것 *It's All Good*》의 열렬한 팬이다. 이 웹사이트는 건강에 좋은 레시피를 한 곳에서 얻기에 좋다.

## 7단계
## 유혹을 없애라

이 책의 초반부에서 찬장을 싹 비우는 것에 대해 이야기한 바 있다. 그렇게 하는 게 얼마나 중요한지는 아무리 강조해도 모자라다. 처음에는 유혹이 아주 심할 것이다. 어쩌면 경계를 늦추고 뭔가 슬쩍 입에 넣을 수도 있겠지만(나도 결국 그 농축액에 손을 뻗지 않았던가) 그런다고 세상이 끝나는 건 아니다. 하지만 그럴 가능성을 줄여주는 확실한 방법은 역시 찬장 싹 비우기이다.

소스와 잼, 고기 양념과 냉동실 뒤편에 들어앉은 달콤한 아이스크림은 몽땅 갖다 버려라. 프로즌 요거트도 치운다. 저지방일지는 몰라도 뒷면을 한번 확인해봐라(더운 여름날 아이스크림 가게에 들락거리는 습관이 있는 사람이라면 문의해보고), 거의 절대적으로 무설탕이 아니다.

우리를 살찌게 하는 건 지방이 아님을 명심하자. 또 가공식품들도 쓰레기통으로 보낸다. 버리기 아깝다고 비스킷 한 봉지를 몽땅 먹어치우거나 단 시리얼은 이걸 마지막으로 더 안 사겠다고 타협하지 마라. 오늘 버려라. 집 밖 쓰레기통에 내다버리고 새로운 삶을 시작한다는 사실에 기뻐하자. 정말 욕구가 치솟는다면 가게에 가서 뭔가 살 수 있다. 그래도 된다. 다만 조금 더 오래 걸리고 조금 더 노력이 필요할 뿐이다. 되도록 우리를 불행하게 만드는 예전 식습관으로 다시 돌아가지 않도록 만드는 것이 목표다.

## 8단계
# 찬장을 다시 채운다

뷰티 에디터들은 건강, 미용 관련 효자 상품들을 꿰고 있기로 유명하니 내가 여러분들의 식료품 칸에 약간의 빛을 더해줄 수 있으리라 생각한다. 채소, 샐러드, 유기농 살코기 같은 뻔한 건 굳이 포함시키지 않았다. 여기에 내 효자 식품들을 몇 가지 싣는다. 이 식품들을 사서 찬장에 두자.

### 코코넛오일

콜레스테롤이 없는 코코넛오일은 심장에 좋으며 천연 무설탕이지만 단맛이 난다. 또 산화가 느려 조리 중에 열로 인한 손상이나 화학적 변화가 적어서 거의 반론의 여지없는 최고의 요리용 기름이다. 몇몇 연구에 따르면 코코넛오일은 체중 감량에도 도움이 된다고 한다. 무엇보다도 맛이 끝내준다. 저렴하지는 않지만 적은 양으로도 아주 오래 쓸 수 있다. 통에 담겨 나오는 고형의 가공 안 한 타입으로 사면 그걸로 요리만 하는 게 아니라 그대로 먹을 수도 있고, 셰이크에 첨가할 수도 있고, 포리지 끓일(전자레인지로 요리하면 식품의 영양이 손상되므로 나는 절대 그러지 않는다) 때 한 술 넣을 수도 있고 머리나 피부에 바를 수도 있다. 요즘은 건강식품 체인점이나 아마존, 개인이 하는 건강식품 가게 등 거의 어디에서나 구할 수 있다. 심지어 마트에서도 봤다.

### 견과류와 씨앗 버터

무설탕 땅콩버터, 좀 더 몸에 좋은 아몬드 버터, 가장 몸에 좋은 씨앗류 버터는 모두 좋은 지방 공급원이다. 귀리 비스킷에 바르면 훌륭한 아침식사나 간식이 된다.

### 오트밀, 잡곡 플레이크, 메밀, 퀴노아 플레이크

밀가루 시리얼 대신 이런 대체재로 포리지 같은 죽이나 고단백 팬케이크를 만들어본다. 레시피는 6장 참고

### 전지방 유기농 요거트

몸을 위해 저지방은 이제 그만.

### 우유 대용품

아몬드 밀크를 마셔봤는가? 포리지나 단백질 셰이크에 넣기도 하는 우유 대용품은 유제품 섭취를 줄이기에 좋은 방법이다. 무가당 제품을 사거나 아니면 직접 만든다. 나는 최근 시나몬을 곁들인 엄청 맛있는 캐슈넛 밀크를 만들었다.

### 식물성 단백질 파우더

먼저 한 가지 분명히 해두자. 운동 후 고급 단백질 한 스쿱을 섭취한다고 덩치가 커지거나 보디빌더 같은 체격이 되지는 않는다. 그 반대다. 질 좋은 단백질 파우더는 운동 후 신체 회복을 돕고 여러분이 원하는

슬림한 몸매에 필요한 날씬한 근육을 만들어준다. 여러 가지 브랜드를 시험해본 결과 내가 제일 좋아하는 제품은 보디즘의 프로틴 엑셀런스 바닐라다. 무가당이며 GI가 낮고 식물성이다. 500그램에 50파운드라 가격이 좀 세다. 하지만 넉넉히 섭취해도 여러 달 먹을 수 있다. 보디즘 웹사이트와 스페이스 NK 매장이나 온라인에서 구입 가능하다.

### 견과류

간식으로 먹든 요리에 더하든, 견과류와 사랑에 빠지자. 단백질과 좋은 지방이 풍부한 견과류는 식탐을 다스리고 혈당치를 조절해줄 뿐만 아니라 엄청나게 건강에 좋다… 조금씩 먹을 경우에. 맛있지만 열량이 굉장히 높을 수 있으니 한 줌 이상 먹지 않도록 한다. 마카다미아 넛은 특히 지방이 많다. 당연히 아무것도 넣지 않은 그냥 견과류 얘기지 소금, 반죽, 칠리 플레이크나 첨가물 범벅을 말하는 게 아니다. 가열 과정에서 영양분이 줄어드니 가능하다면 생견과류로 구매한다.

### 아보카도

반 잘라 귀리 비스킷에 얹어 간식이나 아침식사로 먹는다. 번거롭게 여겨지리라는 건 안다. '완전히 익었다'고 해서 사왔는데도 진짜 그런 법이 없고 반으로 자르고 나면 미끌미끌하다. 씨 제거도 번거롭고 썰어서 갈변하지 않게 랩으로 싸놓는 것도 손이 많이 간다. 하지만 날씬해진다면? 머리, 손톱, 피부가 근사해진다면? 건강해지고 활력이 넘친다면? 전혀 번거롭지 않다. 요 귀여운 것들을 당장 사들이자.

### 훈제 연어

이 살코기 단백질은 비싸지만 상차림이 돋보이도록 한두 조각만 있으면 된다. 그냥 스크램블 에그와 훈제 연어를 곁들인 스크램블 에그. 어느 쪽이 나아 보일까? 색소로 선명한 핑크색을 띤 것 말고 유기농으로 사자.

### 달걀

달걀은 손쉬운 단백질 공급원일 뿐만 아니라 필수아미노산, 불필수아미노산, 비타민 A, E, 그리고 B 등이 든 자연의 '완전 음식'이다. 유기농 자연 방사 달걀을 구입한다. 연구에 따르면 자연 방사 달걀은 닭장에 있는 닭들이 낳은 달걀보다 오메가3 함유량이 스무 배 더 많다.

### 펌퍼니클 시큼한 맛이 나는 독일식 호밀빵-옮긴이

이 빵은 저지방, 저콜레스테롤에 밀가루가 들어가지 않고 섬유질이 풍부하다. 밀가루 빵이 먹고 싶어진다면 호밀로 만든 이 묵직하고 짙은 색의 빵 덩어리가 해결책이 될 수 있다. 으깬 아보카도를 바르면 주말 아침식사로 더 바랄 것이 없다.

### 짙은 녹색채소

스트레스를 받을 때 몸의 비타민과 미네랄 보충에 도움이 된다.

### 칠면조 고기

L-트립토판이라는 아미노산을 함유하고 있는데 이는 마음을 가라 앉히고 기분을 좋게 하는 호르몬인 세로토닌 생성에 필요하다.

### 페타 또는 고트염소젖 치즈

샐러드나 프리타타에 넣어 풍미를 더한다.

### 고등어

《깨끗하고 날씬한 다이어트》 책에는 현미로 만든 훌륭한 고등어 케 저리쌀, 달걀, 생선 등을 넣은 인도식 요리-옮긴이 레시피가 실려 있지만 나는 아 침식사로도 좋아하고(내 입맛이 북유럽풍이긴 하다!) 시금치, 완두콩, 오 이와 다른 이런저런 채소로 만든 샐러드에 넣어 먹기도 한다.

### 후무스

마늘맛 나는 병아리콩 딥 소스로, 단백질과 지방이 풍부한 이상적인 간식이며 속이 든든하고 영양가가 높다.

### 케일

기적의 식품이라 할 만한 케일은 지난 몇 년 동안 재부흥기를 맞이 한 덕에 농산물 직거래 장터부터 동네 가게, 대형 마트에 이르기까지 어디서든 구할 수 있다. 이 쏩쓸한 잎채소는 놀랄 만큼 다용도다. 나는 셰이크에 넣고, 퀴노아와 버무리고, 수란을 얹어 아침식사로 먹기도 한다. 오븐에 구워 케일 칩6장 참고을 만들면 근사하고 바삭바삭한 간식도 된다.

### 씨앗류

훌륭한 단백질 공급원인 씨앗류는 샐러드나 수프에 넣어 풍미를 더 하거나 그냥 간식으로 먹을 수도 있다. 허브나 향신료를 뿌려 오븐에 구우면 좀 더 독특함을 더할 수 있다.

### 병아리콩

직접 후무스를 만드는 것을 포함하여 온갖 용도로 쓰일 수 있지만, 나는 자연 방사 유기농 닭에 병아리콩으로 소를 만들어 채워넣고 로 스트해 먹는 걸 좋아한다. 곁들일 감자를 구울 필요가 없어진다. 고든 램지의 스파이시칠리 병아리콩을 채워넣은 로스트 치킨 레시피를 온 라인에서 찾을 수 있다.

### 허브차 티백

마음에 드는 브랜드를 찾아서 쟁여두자. 내 입맛에는 푸카 브랜드가 제일 맛이 뛰어나서 좋아한다. 평소라면 우유가 들어간 커피를 마셨을 만한 때 이 허브차로 대신한다.

### 현미

좀 더 단단하고 야성적인 식감의 현미는 익숙해지기까지 시간이 좀 걸린다. 또 몇몇 종류는 조리 시간이 40분까지 걸릴 수 있으니 백미로 할 때보다 시간을 길게 잡아야 한다. 그렇다고 포기하지는 말자. 섬유소가 풍부하고 GI지수가 낮아 허리선에 큰 변화를 가져다준다.

### 향을 낸 올리브오일

내 부엌 찬장에는 다양한 종류의 올리브오일이 그득 들어 있다. 맵싸한 후추향의 일반 올리브오일에서부터 버터처럼 진한 맛, 매운 생칠리, 마늘, 바질 잎을 담가 향을 낸 것에 이르기까지. 형편이 닿는 한 최고의 제품을 구하여 실온에 보관하고 먹는다. 마리네이드고기, 생선 등을 재울 때 쓰는 양념-옮긴이, 샐러드드레싱, 당이 든 다른 소스 대신 요리에 쓸 수도 있다.

### 시나몬

몇몇 연구에 따르면 하루에 시나몬을 반 작은술 정도만 매일 먹어도 혈당치를 줄이고 인슐린 저항성을 낮추며 단것에 대한 갈망을 억제하는 데 도움이 된다고 한다. 그 외에도 생리통 경감, 코 막힘 완화, 소화에 좋다. 추가로, 커피에 크림과 함께 넣어 저어 마시거나 전지방 요거트나 포리지에 톡톡 뿌려 먹으면 맛이 기가 막히다.

저설탕 식단에서 먹지 못하는 것에 집중하는 대신 먹을 수 있는 것을 찾아보자. 이안 마버는 말한다.

"신체는 탄수화물을 당으로 아주 쉽게 변환시키므로 저설탕 다이어트는 실질적으로 고단백, 고지방<sup>좋은 지방</sup>, 저탄수화물 식단이라고 생각해도 무방합니다."

## 9단계
## 영양 표시를 확인한다

영양 표시는 보통 분량 순서로 나열되므로 영양학자들은 상위 세 가지 성분 중에 설탕(그리고 설탕은 여러 가지 이름으로 통용된다는 점을 명심하자)이 든 식품을 먹는 건 나쁘다는 데 의견을 모은다. 뭐든 '-오스'<sup>-ose</sup>로 끝나는 건 설탕이라고 생각해도 크게 무리가 없다. 전부 책 앞부분에서 언급했지만 과당은 곧장 간으로 향하니 특히 주의를 기울여야 한다. 이름에 시럽이 들어간 것, 사탕수수즙, 당밀, 덱스트린(녹말을 가수분해한 다당류-옮긴이), 과일주스 펄프, 과일주스 농축액 등에는 전부 설탕이 숨어 있다.

이미 알다시피 설탕은 꼭 단맛이 느껴지지 않는 식품에도 들어 있다. 소스, 통조림 연어, 몇몇 종류의 생선살 튀김, 고형 스톡…. 그 목록은 거의 무한하다. 또 건강에 좋다고 홍보되고 있거나 '저지방', '무지방', '인공재료 불포함'(다들 알 것이다) 등의 건강 관련 문구가 붙어 있다고 해서 당이 없다는 뜻은 아니다. 《단맛의 저주》의 저자 로버트 러스티그는 이 주제에 대해 할 말이 많다.

"식품업계는 더 많이 팔아 이익을 늘리기 위해 당을 첨가함으로써 식량 공급 체계를 망가뜨렸습니다. 미국 60만 개 식품 중에서 80퍼센트가 가당으로 맛을 냅니다. 그러면서 식품업계는 설탕 대신 56개의 다른 이름을 라벨에 사용하고 있죠. 그들은 당을 넣으면 소비자가 더 많이 구매한다는 것을 알고 있습니다. 소비자는 무엇을 구매하는지도 모르고 더 많이 삽니다."

그저 내 몸에 좋을 것처럼 들린다고 정말 그럴 거라 속아넘어가서는 안 된다. 이안 마버는 이렇게 말했다.

"예를 들어 어떤 상품이 유기농이라고 해서 몸에 좋단 뜻은 아닙니다. 유기농 피자, 유기농 초콜릿도 먹을 수 있겠죠. 하지만 인슐린은 인정사정없습니다. 생산 과정에 농약이 전혀 사용되지 않았다는 사실 따위는 상관하지 않아요. 당이 첨가되었거나 GI지수가 높은 것이라면 신체는 그게 유기농이든 아니든 똑같이 반응합니다."

## 10단계
# 갈망 다스리기

무엇 때문에 갈망이 촉발되었든 간에(기억, 스트레스, 운 없는 날, 누가 뭘 먹는 걸 보거나 그저 습관) 그걸 물리칠 수 있다는 사실을 명심하자. 시간, 그리고 바른 음식을 먹는 것으로 갈망을 무찌를 수 있다. 이안 마버는 금단증상 기간 후에는 대부분의 갈망은 그날 앞서 먹은 식단이 뭔가 잘못되어서라고 한다.

"기본적으로 단것이 당긴다는 건 신체의 혈당 수치가 흐트러졌다는 뜻입니다. 균형을 유지하면 단것에 대한 갈망이 훨씬 줄어들지요."

보디즘 체육관의 많은 사람도 설탕 끊기를 시작했는데 나는 리 멀린스에게 그들이 설탕이란 악마를 어떻게 해결하도록 돕는지 물었다.

"단것이 당긴다면 한 걸음 물러서서 돌아봐야 합니다. 그날 앞선 뭔가가 잘못되었던 거죠. 가끔은 수면 때문입니다. 잠을 제대로 자지 못하고 에너지를 얻기 위해 달콤한 아침식사로, 예를 들자면 그래놀라 또는 토스트와 잼에 과일주스를 곁들여 하루를 시작하면, 오후 4시쯤엔 피곤해질 겁니다. 그때가 바로 초콜릿 같은 달콤한 것이나 더블 카푸치노처럼 뭔가 센 것이 당기는 때죠. 갈망 그 자체는 고심해봐야 소용이 없고 원인을 해결해야 합니다. 잠을 잘 자면 신경면에서 기능이 좋아집니다. 그러면 에너지로 가득해 잠에서 깨어나죠. 깼을 때 피곤하지 않다면 아침식사를 더 좋은 것으로 선택하세요. 이 모든 것들이 당신의 하루를 결정합니다. 잘 잤는데도 여전히 단것이 당긴다면, 우리는 그래도 아침식사를 살펴보라고 조언합니다. 설탕이 들어간 시리얼 큰 그릇 하나로 아침을 시작해선 안 됩니다. 그걸 바꾸면 나중에 그날 하루 갈망을 다스리기가 훨씬 편합니다. 잠을 잘 자고 아침식사를 제대로 된 걸 하면 인생을 바꿀 수 있습니다."

식사에 주의하는 것 말고도 너무 허기지지 않도록 한다. 가방에 조그만 견과류 봉지나 개별 포장된 귀리 비스킷을 하나 넣어 다니자.

자, 단백질과 좋은 지방 섭취량을 늘려야 한다는 건 이제 알았지만 또 뭔가 우리가 할 수 있는 일이 있지 않을까? 홀리 파넷(내 개인 트레이너일 뿐 아니라 공인 영양사이기도 하다)에게 단것 갈망을 애초에 예방하는 데 도움이 될 음식은 없는지 물어보았다.

"시나몬은 혈당을 안정시키기 때문에 단것 갈망을 줄이는 효과가 있음이 입증되었어요. 언제든 음식이나 커피에 시나몬을 더해보세요. 하지만 꽤 많이 넣어야 할 거예요. 최소한 1작은술 정도. 그래서 도무지 먹지 못할 맛이라고 하는 사람도 있을 테니, 램버츠 헬스케어에서 나온 멀티가드 컨트롤이란 훌륭한 건강 보조식품을 복용하라고 권하고 있습니다. 이 멀티비타민에는 마그네슘, 크롬, 농축 시나몬이 들었어요. 단것이 당겨 고생하는 고객들에게 하루에 두 알씩 복용하도록 권하고 있죠. 크롬이 풍부한 식품 섭취량을 늘리는 것도 좋아요. 달걀, 통곡물, 견과류, 버섯, 아스파라거스, 간, 콩팥이 있는데 현대인들의 입맛에는 맞지 않을 수 있어요. 마그네슘 역시 기적의 미네랄이에요. 스트레스를 받으면 마그네슘이 소모되며 부족할 경우 불안, 초조하거나 안절부절못하는 경향이 심해집니다. 마그네슘이 풍부한 식단을 섭취하면 초콜릿이 당기는 게 줄어들지요. 자신이 여기에 해당한다고 여겨지면 녹색 잎채소를 더 많이 드세요. 브로콜리는 훌륭한 마그네슘 공급원이고 시금치도 마찬가지입니다. 콩류, 현미 같은 통곡물과 무화과도 드시고요."

마그네슘 수치를 올리는 유용한 비법은 내 친구이자 영양학자로, 런던에서 아보카도 뉴트리션을 운영하는 애나 킹이 알려주었다.

"최고의 것 중 하나는 엡섬 목욕소금입니다. 마그네슘은 피부를 통해 잘 흡수되거든요. 잠들기 전 따뜻한 목욕물에 목욕소금 한 컵을 넣고 20분간 몸을 담그세요. 긴장이 풀리고 잠도 잘 오죠."

## 11단계
## 어느 정도의 당이
## 적당한지 알아본다

이건 어려운 일이다. 저명하고 경험 많은 영양학자들도 얼마나 많은 당을 먹어야 하는지 일괄적인 수치를 정하기는 힘들다. 개인의 체질과 생활방식 문제로 귀결될 때가 많다.

이건 책의 앞부분에서 말했지만 다시 언급할 가치가 있다고 본다. 국가보건서비스는 설탕이 일일 칼로리 권장량의 10퍼센트까지 차지해도 안전하다고 말했다. 이는 여성의 경우 하루 50그램/12.5작은술이며 남성의 경우 하루 70그램/17.5작은술에 해당한다. 이러한 수치는 개인의 연령, 체구와 활동량에 따라 달라질 수 있다는 일반적인 주의 문구가 달려 있긴 하지만 많은 연구자들은 이 수치가 더 낮아져야 한다고 말한다. 여성은 하루 6작은술, 남성은 하루 8작은술 정도(절반 이하다)가 되어야 한다고 주장한다.

그러나 2012년 국가보건서비스는 영국인들이 현재 일주일에 평균 700그램이라는 엄청난 양의 설탕을 먹고 있다고 발표했다. 이는 무려 175작은술에 해당한다. 흔히들 말하는 '눈에 보이는 설탕'(우리가 직접 음식에 넣는 것)인 봉지 설탕 판매는 떨어졌는데, 대다수 조리 식품에 당이 첨가되어 있기에 우리는 점점 더 많은 당을 섭취하고 있는 것이다. 이안은 말한다.

"당을 너무 많이 섭취하면 안 된다는 것은 기본적인 충고죠. 나는 설탕 섭취량을 낮게 유지하고 술을 마시지 않고 과일도 잘 안 먹어요. 이따금 블루베리같이 GI지수가 낮은 과일만 구입하죠. 당에 관해 중요한 점은 어떻게 먹느냐, 달리 말하자면 뭘로 해서 섭취하느냐가 관건입니다."

그러니 이안은 식품 조합을 통해 체내에 설탕이 미치는 해악을 줄여 혈당 급상승을 방지하라고 조언한다.

"첨가당을 피하고 자연적으로 단 음식을 먹어야 한다면 하루에 딱 한 번만 균형 잡힌 식사와 함께 들도록 하세요. 달리 말하자면 혈당치를 잡아줄 단백질과 지방이 함유된 식사 말입니다. 그렇게 하면 몸이 당을 견디기가 좀 쉬워집니다. 사람들은 음식을 개별로 생각하는 경향이 있는데, 우리가 실제로 그렇게 한 가지만 먹지 않으니 그건 소용이 없어요. 달콤한 음료수는 그래서 나쁜 겁니다. 단백질도 지방도 없어 체내로 곧장 흡수되니까요. 끔찍한 조합은 과도한 설탕과 지방, 탄수화물을 함께 섭취하는 거죠."

달리 말하자면, 초콜릿 케이크는 멀리하도록 하자.

## 12단계
# 걸음마를 뗀다

한꺼번에 모든 설탕을 끊는 게 너무 무리라고 여겨진다면 조금씩 진행시킨다. 모든 첨가당을 피하는 것부터 시작하자. 조리 식품, 과자나 케이크 같은 가공식품, 무슬리 바, 탄산음료 등만 끊어도 삶과 건강에 엄청난 차이가 생긴다.

천연이 아닌 인공감미료를 쓴 저설탕이나 무설탕 제품 역시 초기에 내다버려야 한다. 인공감미료는 단맛을 더욱 찾게 만든다.

이걸 달성하고 나면 꿀, 아가베시럽, 그 외 다른 설탕 대안 제품의 사용을 줄인다. 천연 식물성 감미료인 스테비아는 제외다. 홍차나 커피를 달게 마신다면 양을 점차 줄여가는 것으로 시작해서 아무것도 넣지 말자. 포리지와 요거트에 잼이나 꿀 대신 시나몬, 색 짙은 베리, 견과류를 넣자.

이 모든 걸 달성했다면 GI지수가 높은 식품을 줄일 차례다. 빵, 파스타, 백미 등은 당신이 하루를 건강하게 살아나가는 데 큰 도움이 되지 못한다.

마지막으로 과일 섭취량을 점차로 줄여간다. 이 과정은 급작스럽게 할 필요는 없다. 필요하다면 몇 주에 걸쳐 해도 괜찮다. 과일을 마음대로 먹어도 되는 '건강 간식'이 아니라 맛있는 별식으로 보던 때로 돌아가자. 대신 채소로 바꾸자. 몸이 고마워할 것이다.

# 6장
—
## 저설탕 레시피

'쉽고, 맛있고, 몸에 100퍼센트 좋은
저설탕 건강 음식 레시피.'

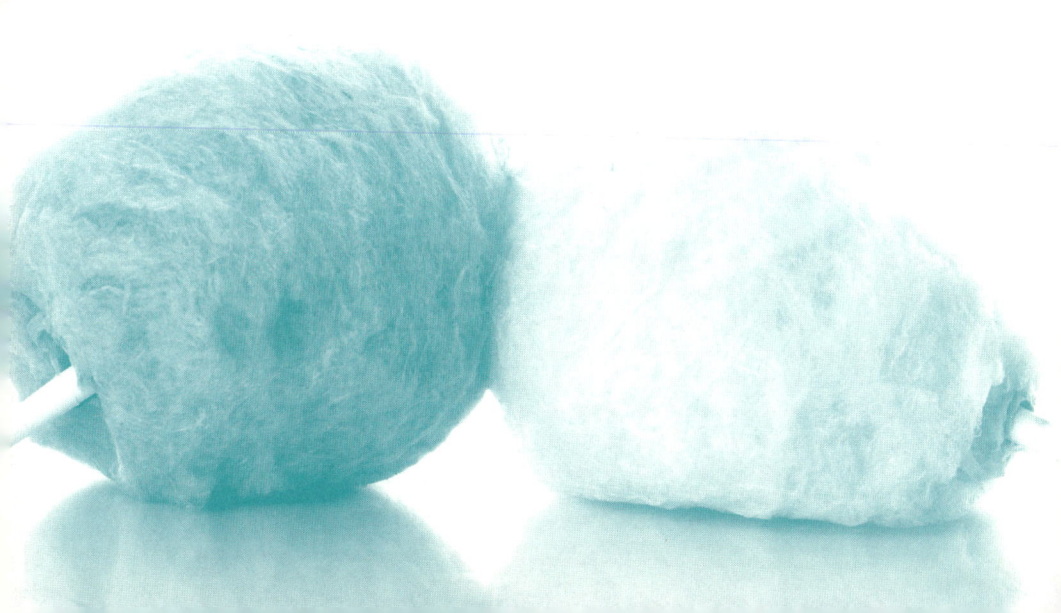

# 이제 먹을 수 없는 걸 알았으니

먹을 수 있는 것도 알면 도움이 되겠지? 설탕 없이도 세상엔 먹을 게 아주 많다. 박탈감을 느낄 일은 없을 것이다. 기본적으로 본인이 직접 재료를 가지고 만드는 것에는 설탕이 많이 들어갈 일이 없다(당연히 빵 만들기 얘기는 아니다). 채소를 곁들인 생선, 닭고기나 스테이크, 샐러드, 현미나 다른 잡곡류는 다 괜찮다. 즐겁게 이것저것 시험해보면서 형편이 닿는 한에서 제일 좋은 재료로 질 좋고 신선한 것들이 잔뜩 들어간 수프나 샐러드를 만들어보자. 건강 요리책은 이미 너무나 많이 나와 있어서 가끔은 고르기가 힘들 정도다. 나는 절실하게 감을 잡고 싶은 마음에 내 개인 트레이너이자 공인 영양사인 홀리 파넷에게 관심이 갈 만하고 건강에 좋은 음식을 만들 레시피와 요령을 좀 알려달라고 부탁했다.

우리는 홀리가 진짜 좋아하는 몇 가지 레시피를 여기 실었다. 쉽고, 맛있고, 몸에 100퍼센트 좋다. 손님을 초대할 경우에도 유용하다.

재료 단위를 액체와 마른 재료 계량에 있어 상당히 보편적인 방법인 컵우리나라는 1컵=200밀리리터지만 서양 기준의 1컵은 약 240밀리리터-옮긴이으로 표기했다. 주방용품점, 온라인이나 마트에서 눈금 달린 계량컵을 살 수 있다.

# 아침식사

## 메밀 치아시드 믹스 1인분

평일 아침식사는 초기에 내가 정말 애먹은 대목이었다. 대다수 사람들은 출근 준비에 쫓겨 스크램블 에그나 건강에 좋은 케저리를 만들 시간 자체가 없다. 이 메밀 치아시드 요리는 아침식사 스트레스에서 완전히 벗어나게 해준다. 그냥 전날 밤에 준비해두고 아침에 물기를 뺀 다음 섞기만 하면 건강에 좋고 영양이 풍부한 아침식사를 눈 깜빡할 사이에 만들 수 있다.

### 재료

통메밀 1/4컵 건강식품점에서 구입 가능

치아시드 2큰술

무가당 아몬드 밀크 3/4컵

라즈베리나 블루베리 작게 한 줌

시나몬 가루 1/4작은술

### 만드는 방법

1. 전날 밤에 통메밀을 물에 담가 하룻밤 불린다. 통메밀은 불면 미끈미끈한 질감이 되니 다른 재료와 따로 두어야 한다.

2. 다른 그릇에 치아시드, 아몬드 밀크, 베리와 시나몬을 섞어둔다. 치

아시드 덩어리가 남지 않을 때까지 잘 휘젓는다. 냉장고에 하룻밤 둔다.

3. 아침에 통메밀을 체에 붓고 미끈한 기운이 가실 때까지 헹군다. 물기를 뺀 통메밀을 치아시드 혼합물에 넣고 잘 휘젓는다.

4. 그릇에 담고 원한다면 신선한 베리를 약간 더 위에 얹어 낸다.

## 단백질 팬케이크 4인분

아주 간단하지만 본인이 두꺼운 팬케이크를 좋아하느냐 얇은 것을 좋아하느냐에 따라 재료의 양을 조절해 반죽 농도를 맞춰야 한다. 좋은 점은 한 번에 왕창 만들어 반죽을 며칠 동안 보관해둘 수 있다는 것이다. 혼자 먹을 몫을 일요일에 만든다면 수요일까지 아침식사가 확보되는 셈이니 든든하다.

### 재료

오트밀 1/3컵

코티지 치즈 1컵

달걀 4개

코코넛오일 1작은술

시나몬 가루 2작은술

무가당 아몬드 밀크 약간

곁들일 일반 저지방 아닌 플레인 요거트, 블루베리나 구운 아몬드 기호에 따라 선택

### 만드는 방법

1. 모든 재료를 블렌더나 푸드 프로세서에 넣고 걸쭉한 반죽이 될 때까지 간다. 반죽이 너무 되면 아몬드 밀크를 약간 더 넣는다. 덩어리 없이 잘 갈리면 반죽을 밀폐용기로 옮긴다.

2. 코팅 프라이팬을 중불에 달궈 반죽을 한 국자 붓는다. 반죽 자체에 기름이 들어 있고 코팅 프라이팬을 쓰고 있으니 따로 기름은 필요 없겠지만 혹시 필요하다면 소량의 코코넛오일을 팬에 두른다.

3. 팬케이크는 튀기는 게 아니다. 막 갈색이 날 때까지 뒀다가 뒤집어서 반대쪽도 마찬가지로 구운 다음 낸다.

4. 나는 이 팬케이크를 그냥 먹어도 좋아하지만 플레인 요거트 약간이나 블루베리 몇 알, 말린 코코넛 또는 구운 아몬드 슬라이스 약간을 곁들여서 내도 된다.

노트: 밀폐용기에 넣어 냉장 보관한 팬케이크 반죽을 첫날 이후에 쓸 때에는 아몬드 밀크를 좀 더 추가해야 할 수도 있다.

## 코코넛 포리지 1인분

나는 포리지를 좋아한다. 속 든든하고 따끈하게 하루를 시작할 수 있는 방법이고 최고의 평일 아침식사들이 다 그렇듯이 진짜 간단하다.

팬케이크와 마찬가지로 본인이 만족하는 농도를 만들려면 분량을 조절해가며 시험해야 한다. 코코넛은 인류에게 알려진 가장 영양가 높은 식품 중 하나이자 비타민, 미네랄, 섬유소가 들어 포리지와 합하면 훌륭한 조합이 된다!

**재료**

오트밀 1/2컵

물 2/3컵

아마씨 가루 1큰술

코코넛 밀크 6큰술

코코넛오일 1큰술

곁들일 구워 말린 코코넛이나 블루베리 약간 기호에 따라 선택

**만드는 방법**

1. 다른 포리지와 마찬가지로 만든다. 오트밀, 물, 아마씨 가루를 코코넛 밀크와 함께 냄비에 넣고 보글보글 거품이 올라올 때까지 6~8분간 약불에 끓인다.

2. 냄비를 불에서 내리고 코코넛오일을 넣어 젓는다.

3. 그대로 내거나 구워 말린 코코넛 또는 색이 진한 베리 약간 등 원하는 토핑을 곁들여 낸다.

## 수란을 곁들인 페스토 퀴노아와 케일 1인분

주말이면 크로와상과 잼을 곁들인 거한 아침식사가 그리워질 것 같은가? 아니면 끝없이 쌓인 토스트? 이 레시피를 확보해두면 그럴 일은 없을 것이다. 퀴노아는 말린 상태로 판매되는 고단백 곡물로 엄청나게 요리하기 쉽다. 그냥 봉지에 쓰인 설명대로 삶기만 하면 된다(사실 얼마 전 대형마트 세인즈버리에 가보니 조리해 진공 포장한 퀴노아도 팔고 있었다. 내가 본 제품은 머천트 고메이에서 나온 것이었고 쿠스쿠스 옆에 진열되어 있었다).

### 재료

퀴노아 1컵 종류는 상관없다

잘게 썬 케일 100그램

달걀 2개

바질 인퓨즈드 올리브오일

큼직하게 깍둑썰기한 아보카도 1/4개 기호에 따라 선택

신선한 페스토 기호에 따라 선택

인퓨즈드: 오일에 허브를 담가 향과 성분을 우려내는 방법

페스토: 다진 마늘, 바질, 잣, 오일, 치즈 등을 넣어 만든 소스

### 만드는 방법

1. 퀴노아를 포장지 설명대로 조리한다.

2. 그러는 사이 케일을 찌거나 삶아 큰 그릇에 담아둔다.

3. 달걀을 끓는 물에 깨뜨려 수란을 만들고 선호하는 익힘 정도에 따라 타이머를 맞춘다반숙은 4분, 완숙은 6~8분.

4. 퀴노아가 익으면 케일 그릇에 넣고 아보카도를 섞어 약간 따끈하고 크림 같은 상태가 되게 한 다음, 바질 인퓨즈드 오일을 조금 뿌린다.

5. 그릇에 옮겨 담고 수란을 올린다. 원한다면 페스토를 조금 위에 올린다. 맛있게 먹는다.

## 점심식사

### 브로콜리와 퀴노아 M&M마그네슘&망간 슈퍼 샐러드4인분

마그네슘과 망간은 인슐린을 세포막 안으로 옮기고 단것 갈망을 다스리는 데 도움을 준다. 이 레시피는 든든하고 맛있으며 만족스런 토요일 점심으로 완벽하다.

**재료**

퀴노아 1컵

레몬 1개

브로콜리 1송이

올리브오일 1큰술

앤초비 6마리

다진 마늘 2쪽

호박씨 1/4컵

소금, 검정 통후추 간 것

### 만드는 방법

1. 물 2컵에 레몬즙과 소금 한 꼬집을 넣고 끓으면 퀴노아를 넣는다.
   15분간 익힌다.

2. 그러는 사이 브로콜리를 한입 크기로 떼어 썰어둔다.

3. 중불에 올린 프라이팬에 올리브오일을 둘러 달구고 앤초비를 넣어
   살이 연해지고 부분적으로 오일에 풀어질 때까지 익힌다.

4. 앤초비에 마늘맛이 밸 수 있도록 으깬 마늘을 넣고 몇 번 뒤적인 다
   음 팬을 불에서 내린다. 마늘이 갈색으로 타면 씁쓸한 맛이 나니 주
   의한다.

5. 브로콜리를 데친 다음 앤초비 향이 밴 오일에 넣어 고루 묻도록 뒤
   적인다. 브로콜리가 수분을 전부 흡수할 것이다.

6. 익힌 퀴노아와 호박씨를 넣고 소금과 후추로 간해서 낸다.

## 구운 닭고기와 푸이 렌틸 샐러드 4인분

이 고단백 샐러드는 구운 닭고기와 환상적으로 어울리며, 남으면 다
음날 직장에 도시락으로 싸갈 수도 있다.

**재료**

조리 판매하는 푸이 렌틸콩 250그램또는 녹색 렌틸콩을 포장에 나온 설

명대로 불려 쓸 수 있다

유기농 닭가슴살 4쪽기호에 따라 선택

다진 적양파 2큰술

다진 생고수 작게 2뭉치

올리브오일 2큰술

깍둑썰기한 프레시 모차렐라 치즈 150그램

길게 썬 프로슈토 125그램

**프로슈토: 이탈리아 생햄**

**만드는 방법**

1. 렌틸콩을 물 2큰술과 함께 냄비에 넣고 4분간 익힌다. 닭가슴살을
   쓴다면 예열한 그릴에 넣어 굽는다.
2. 그사이 다진 적양파와 고수, 올리브오일을 섞어 접시에 담고 따뜻한
   렌틸콩을 올려 살짝 섞는다.
3. 깍둑썰기한 모차렐라 치즈와 길게 썬 프로슈토를 올려서 낸다.


**브로콜리, 콜리플라워, 리크 수프**5인분

이 수프는 천연 요거트 약간과 으깬 통후추를 올려 내면 최고다.

**재료**

리크 2뿌리

오일 1큰술

브로콜리 1송이

콜리플라워 1송이

다진 마늘 3쪽

껍질 벗겨 성냥개비 크기로 썬 생강 2.5센티미터

시판 채소 스톡 큐브 2개

**리크:** 대파와 비슷하게 생긴 채소로 양파로 대체 가능

**만드는 방법**

1. 리크를 씻어 양끝을 잘라내고 길이대로 4등분한 다음 1센티미터 폭으로 채 썬다.

2. 깊은 팬을 중불에 올려 오일을 달군다. 리크를 넣고 부드럽지만 갈색이 되지 않을 정도로 8분간 익힌다.

3. 그사이 브로콜리와 콜리플라워를 작은 송이로 잘라내어 완전히 익어 살짝 부드러워질 때까지 찐다. 5~8분 정도 걸린다.

4. 마늘과 생강을 리크 팬에다 넣어 3분간 더 익힌다.

5. 3컵 분량의 끓는 물에다가 스톡 큐브를 녹여 육수를 만든다.

6. 브로콜리와 콜리플라워를 쪄내면 리크와 스톡 육수 1컵과 함께 블렌더나 푸드 프로세서에 넣고 짧게 끊어가면서 돌린다. 돌리는 동안, 남은 육수를 천천히 넣으면서 원하는 농도를 맞춘다.

# 간식

## 스파이스 크리스피 케일 칩

케일 칩은 패션계 사람들의 표현을 빌리자면 요즘 한창 유행 중이다. 건강 샌드위치 전문점 프레타망제는 연초에 케일 칩을 메뉴에 포함시켰고 인스파이럴 같은 소규모 브랜드에선 다양한 맛의 자체 제조 케일 칩을 선보이고 있다. 케일은 굉장히 각광받고 있는 슈퍼푸드로 비교적 저렴한 편이기도 하다. 만들기가 매우 쉬우며 입이 심심할 때 딱 좋다.

### 재료

곱슬케일 1포기 또는 썰어 포장된 케일 1봉지 케일을 팬에 한 겹으로 펼쳐야 하므로 본인의 베이킹팬 크기에 맞을 만큼

토마토 큰 것 1개

선드라이드 토마토 3개

올리브오일 1작은술

다진 마늘 1쪽

파프리카 가루 1/2작은술

큐민 가루 1/2작은술

천일염과 통후추 간 것

**만드는 방법**

1. 오븐을 180도로 예열하고 베이킹팬을 넣어 데운다.

2. 케일을 씻어 완전히 말린다. 물기가 조금이라도 남아 있으면 케일 칩이 바삭바삭해지지 않는다. 줄기는 잘라 버리고 케일을 큰 그릇에 담는다. 큰 잎이 너무 빨리 바삭바삭해지지 않아서 좋다. 잎을 되도록 크기가 비슷하게 한다.

3. 토마토, 선드라이드 토마토, 올리브오일과 다진 마늘을 블렌더나 푸드 프로세서에 넣고 짧게 끊어가며 돌려 걸쭉하게 만든다. 파프리카, 큐민, 소금과 후추를 더하고 다시 돌린다.

4. 토마토 믹스를 케일 잎 그릇에 넣는다. 케일을 뒤섞어 믹스가 잎에 고르게 묻도록 한다. 잎에 두껍게 씌우는 게 아니라 맛을 내고자 하는 의도다.

5. 믹스 바른 잎을 데운 베이킹팬에 한 겹으로 잘 펼쳐 놓고 팬을 오븐 상단에 넣는다. 오븐 문을 살짝 열어놓은 채 잎이 바삭해질 때까지 20분간 굽고 중간에 한 번 잎을 뒤집어준다. 오븐마다 조리에 걸리는 시간이 조금씩 다르니 잘 지켜봐야 한다. 잎이 타도록 두면 안 된다. 식으면서 바삭해진다.

## 건과일과 견과류 볼 크기에 따라 12~15개 분량

운동 후나 에너지가 부족할 때 간식거리로 훌륭하다. 꽤 칼로리가 있으니 하루에 한 개가 적당하다. 이 레시피는 여러 개가 나오니까 인심 써서 주위에 나눠줄 수도 있다!

### 재료

견과류 1/2컵아몬드, 브라질넛, 호두, 아니면 그냥 아몬드만

말린 무화과 1/2컵물렁물렁한 것이 좋다

녹은 코코넛오일 1작은술반죽이 손에 달라붙지 않게 하기 위한 용도

바닐라에센스 1작은술

껍질 안 벗긴 헴프시드 2큰술

말린 코코넛 3큰술겉에 묻히는 용도

### 만드는 방법

1. 견과류가 곱게 갈릴 때까지 푸드 프로세서에 짧게 끊어가며 돌린다.

2. 말린 무화과를 추가하고 걸쭉하게 될 때까지 돌린다. 녹은 코코넛오일과 바닐라에센스를 넣고 다시 짧게 끊어가며 돌린다.

3. 혼합물을 싹싹 긁어 도마로 옮기고 헴프시드를 넣어 손으로 반죽한다. 혼합물을 작은 공 모양으로 해 말린 코코넛이나 헴프시드에 굴려 묻힌다.

4. 만든 볼을 냉동실에 20분간 넣어둔다. 밀폐용기에 넣어 냉장 보관하는 게 가장 좋다. 며칠 동안 보관 가능하다.

## 고구마 단백질 바 약 10인분

요즘은 고구마를 빵 만들기에 쓰는 일이 상당히 흔하며 내 친구는 고구마로 브라우니도 만든다. 이 단백질 바는 내가 좋아하는 주말 간식으로 일할 때나 운동을 마치고 돌아왔을 때 적당하다. 집에 있지 않을 경우 닭가슴살을 먹거나 단백질 셰이크를 만들기보다 이쪽이 더 편리하다.

### 재료

코코넛오일

껍질 벗겨 큼직하게 썬 고구마 작은 것 1개

단백질 파우더 2스쿱 나는 보디즘의 바닐라 프로틴 엑셀런스를 좋아하지만 바닐라든 무첨가든 분리 유청 단백질이면 된다

아몬드 버터 가득 2큰술 여분의 기름기는 키친타올에 걸러낸다

시나몬 가루 1큰술

잘게 썬 말린 살구 8개

메밀 8큰술

### 만드는 방법

1. 작은 크기의 얇은 베이킹팬에 코코넛오일을 바른다.

2. 냄비에 물을 끓여 고구마를 넣고 물렁해질 때까지 15분간 익힌다.
   물을 버리고 식힌 다음 블렌더에 갈아 거친 퓌레 상태로 만든다.

3. 단백질 파우더, 아몬드 버터, 삶은 고구마와 시나몬 가루를 그릇에 같이 섞는다. 잘게 썬 말린 살구와 메밀을 더해 섞는다. 혼합물을 오일 바른 베이킹팬에 펴놓는다.

4. 팬을 냉동실에 넣어 1시간 동안 굳힌다. 혼합물 판을 단백질 바 모양으로 자른다. 3~4일 분량이 된다.

# 저녁식사

## 슈퍼 사그 사이드디시로 6인분

포장음식에 얼마나 어마어마한 포화지방과 소금, 다른 나쁜 것들이 들어가 있는지는 앞서 설명했다. 그걸 피할 유일한 방법은 직접 만드는 것뿐이다. 이 슈퍼 사그 시금치를 쓴 인도 요리-옮긴이는 시금치를 써서 의식하지 않고도 다량의 비타민을 섭취하게 된다.

**재료**

시금치 500그램

버터 1큰술

곱게 다진 마늘 6쪽

작게 썬 양파 1개

작게 썬 토마토 1/2개

무가당 아몬드 밀크 200밀리리터

소금 1/2작은술

가람 마살라 1/4작은술

코리앤더 가루 1/4작은술

큐민 가루 1/4작은술

강황 1/4작은술

다진 고수 작게 한 줌

**가람 마살라**: 여러 향신료를 섞어 놓은 마른 가루 양념

**만드는 방법**

1. 시금치를 15분 동안 쪄서 푸드 프로세서에 넣고 간다.

2. 중불에 올린 프라이팬에 버터를 30초간 녹이고 다진 마늘을 넣어 부드러워질 때까지 익힌다. 양파를 넣어 2분간 더 익힌다. 간 시금치와 토마토 그리고 아몬드 밀크를 넣는다.

3. 소금, 가람 마살라, 코리앤더 가루, 큐민 가루, 강황을 넣는다. 센 불에서 3분간 더 익힌다. 내기 전에 다진 고수를 올린다.

**타카 달링** 4인분

이 요리는 현미와 새콤한 라이타요거트, 오이와 민트를 섞은 딥와 같이 내면 근사하다.

## 재료

올리브오일 1큰술

겨자씨 1작은술

큐민 씨 1작은술

곱게 다진 마늘 4쪽

씨를 빼고 다진 생그린칠리 2개

작게 썬 토마토 1개

작게 깍둑썰기한 양파 1개

렌틸콩 250그램 녹색이나 빨강, 노란색으로 최소한 1시간 이상 불려 건져 둔다. 이렇게 하면 소화가 잘된다

소금 1작은술

강황 1작은술

코리앤더 가루 2작은술

큐민 가루 1과 1/2작은술

다진 고수 한 줌

## 만드는 방법

1. 오일을 깊은 팬이나 웍에 넣어 센 불로 1분간 달군다. 겨자와 큐민 씨를 넣고 향이 배어나도록 한다.

2. 마늘과 그린칠리를 팬에 더하고 중불로 줄인다. 마늘이 부드러워지 기 시작하면 작게 썬 토마토와 양파를 넣고 2분 더 볶는다.

3. 불려서 물기를 뺀 렌틸콩과 끓는 물 500밀리리터를 더한다. 소금,

강황, 코리앤더 가루와 큐민 가루를 넣는다.

4. 뚜껑을 덮고 12~15분간 익히고 5분마다 저어준다.

5. 다진 고수를 위에 뿌려 낸다.

## 루콜라, 가지, 레드페퍼 샐러드를 곁들인 연어 구이 4인분

이 요리는 오독오독한 피칸부터 부드럽게 녹아내리는 연어와 가지 까지 온갖 색깔과 식감을 조화시켜 접시 위에 벌어진 축제와도 같다.

### 재료

씨를 빼고 썬 홍피망 2개

썬 가지 2개

올리브오일 3큰술

고구마 큰 것 2개

파프리카 가루 1작은술

연어살 4장

레몬 1개

잣 1컵

피칸 1/2컵

아가베시럽 1작은술

시나몬가루 1작은술

소금과 통후추 간 것

씻어서 물기를 제거한 루콜라 1봉지


## 드레싱 재료

올리브오일 3큰술

라임즙 2개분

천일염 1/2작은술

후추 1/2작은술

물 2큰술

타히니 2작은술

타히니: 중동 지역에서 먹는 참깨를 으깬 소스


## 만드는 방법

1. 오븐을 180도로 예열한다. 납작썰기한 홍피망과 가지를 베이킹팬에 놓고 올리브오일 2큰술과 소금, 후추를 뿌린다. 오븐에서 15분간 굽는데 중간에 한 번 뒤집어준다.

2. 고구마 껍질을 벗겨내고 길죽하게 깎아 긴 조각이 나오게 한다. 고구마 슬라이스와 파프리카, 남은 올리브오일을 그릇에 담고 소금과 후추로 간해서 버무린다.

3. 홍피망과 가지를 20분간 굽고 고구마 슬라이스를 넣어 12분 동안 굽는다.

4. 그릴을 센 불로 예열한다. 연어살을 쿠킹포일을 깐 베이킹팬에 놓

는다. 소금과 후추로 간하고 레몬 1개분의 즙을 뿌린다. 팬을 그릴에 넣어 8~10분간 굽는다.

5. 그사이 잣과 피칸을 약불에 올린 프라이팬에 넣고 아가베시럽과 시나몬을 뿌려 3분간 살짝 굽는다.

6. 뜨거운 재료가 식는 사이 드레싱 재료를 그릇에 넣고 섞는다. 루콜라 잎을 접시 4개에 나눠 담고 구운 채소를 위에 얹은 다음 드레싱을 뿌리고 구운 잣과 피칸을 올린다. 마지막으로 구운 연어를 위에 올려 낸다.

## 특별한 날의 요리

### 검은콩 브라우니 16개 분량

원칙적으로 나는 디저트를 안 먹지만 친구들을 위해 요리한다면 단 것이 필요할 때가 있다. 이 브라우니는 진짜 초콜릿맛이 강하니 작은 조각으로 내는 것이 좋다.

**재료**

녹인 코코넛오일 3큰술과 팬에 바를 분량 약간

검은콩 1캔 425그램

달걀 2개

질 좋은 코코아 가루 1/2컵

카카오닙 가루 2큰술

소금 1/4작은술

바닐라에센스 1작은술

아가베시럽 1/4컵

베이킹파우더 1과 1/2작은술

무가당 아몬드 밀크 2큰술

카카오 85퍼센트 이상의 잘게 썬 다크초콜릿 50그램

## 만드는 방법

1. 오븐을 160도로 예열하고 미니머핀 틀에 코코넛오일을 바른다.

2. 검은콩을 물에 헹궈 물기를 뺀다. 검은콩, 달걀, 코코넛오일, 코코아 가루, 카카오닙, 소금, 바닐라에센스, 아가베시럽, 베이킹파우더를 전부 푸드 프로세서나 블렌더에 넣어 3~4분 정도 간다. 반죽의 질기를 맞추려면 아몬드 밀크를 한 술 넣어야 할 수도 있다. 크림처럼 매끄럽지만 줄줄 흐르지는 않는 정도의 반죽이 나와야 한다. 썬 다크초콜릿을 섞어 반죽 군데군데 박히도록 한다.

3. 반죽을 머핀 틀에 담아 오븐 중간 단에서 17분간 굽는다. 다 구운 브라우니는 가운데가 물렁하고 꾸덕꾸덕해야 한다. 밀폐용기에 사흘 정도까지 보관 가능하다.

## 초콜릿 무스–아보카도 스타일4~6인분

당분은 혈당수치를 안정시켜주는 지방이나 단백질과 같이 섭취하는 것이 최선이다. 코코아, 대추야자, 바나나에 아보카도를 결합시켜보자. 원한다면 대추야자와 바나나 대신 아가베시럽 2큰술로 대체 가능하지만 나는 그렇게 하지 않는 편이다.

### 재료

85퍼센트 다크초콜릿 100그램

잘 익은 아보카도 3개

질 좋은 코코아 가루 1/4컵

익은 바나나 1개

메줄 대추야자 4개

코코아닙 가루 2큰술

바닐라에센스 1큰술

천일염 1/4작은술

장식용 생라즈베리 또는 구운 헤이즐넛 잘게 썬 것기호에 따라 선택

노트: 아보카도를 빨리 익히고 싶다면 바나나나 토마토와 함께 갈색 종이봉투에 넣어두거나 신문지로 잘 감싸둔다. 에탄가스가 숙성을 돕는다.

### 만드는 방법

1. 유리그릇에 다크초콜릿을 부숴 넣고 끓는 물이 든 냄비 위에 올려

천천히 녹인다. 그릇 밑바닥에 끓는 물이 닿지 않게 한다.

2. 아보카도 껍질을 벗겨 씨를 빼고 코코아 가루, 바나나, 대추야자, 코코아닙 가루, 바닐라, 소금, 녹은 초콜릿과 함께 그릇에 넣고 원하는 질감이 될 때까지 4분간 휘젓는다.

3. 혼합물을 작은 라미킨오븐에 넣고 구울 수 있는 작은 그릇-옮긴이에 옮겨 담고 생라즈베리나 구운 헤이즐넛 잘게 썬 것으로 장식한다. 냉장고에 3시간 넣어 굳힌 다음 곧장 낸다.

# 7장

## 생활 속에서의 저설탕 실천

'외식, 휴가, 식사 초대 때는 무엇을 먹어야 할까?
여기 그 답이 있다.'

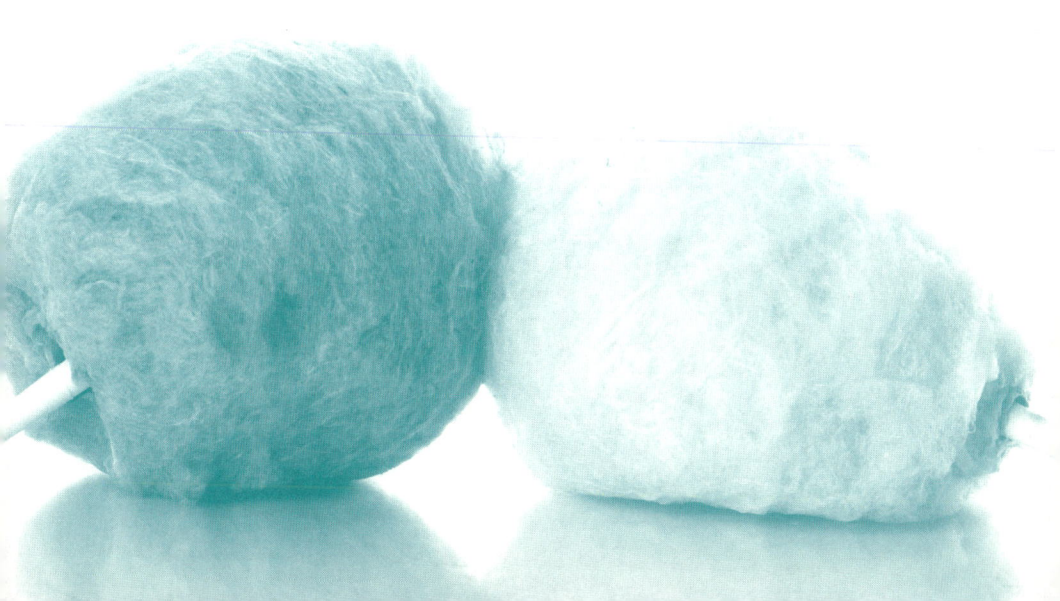

이제 2년째이니 내가 저설탕 생활을 쉽게
하고 있을 거라고 생각하겠지? 틀렸다.

즐길 만은 하지만 쉽지는 않다. 나는 단맛에 길들여져 자랐다. 혼자
살면서 내 스스로 장을 봐서 차려먹은 지 15년이 넘었는데(설탕을 끊기
전까지) 그때도 하루 여러 번 단 음식을 먹었다. 2년 끊어봤자 거기에
비하면 바다에 물 한 방울 격이다.

늘 포기하는 건 쉽다. 다이어트나 규칙적인 운동, 금연을 시도해봤
다면 알겠지만 어려움은 변화를 시작하는 게 아니라 그걸 유지하는
데 있다. 하지만 지속해나가면 몇 주 안에 삶을 즐기고 있는 자신을 발
견하게 된다. 내가 직접 겪어봤기에 잘 안다.

나는 천사가 아니다. 오히려 내 가족과 전 남자친구들은 내 고집이
엄청나다고 입을 모을 것이다. 맞다고 생각하면 모든 이들이 손들 때
까지 논쟁한다. 토론에서 이기는 것을 좋아하며 지고 그냥 넘어가는
법이 거의 없다. 하지만 이런 고집이 좋은 점도 있다. 굳은 의지력이
생긴 것이다. 2012년 6월, 저설탕 생활을 시작한 이래 나는 설탕 의존
증에 지지 않겠다고 단단히 마음먹었다. 하지만 때때로는 시험에 드는
기분이었다.

완전히 무너진 적은 없지만 가끔은 좀 거하게 먹은 날도 있긴 하다.

예를 들어 몇 달 전, 꽤 힘든 기간이 몇 주간 지속되었다. 자유기고

가인 내 작업 스케줄은 풍년 아니면 가뭄이다. 한동안 별 일 없이 지나다가 수많은 프로젝트가 몰려와 한 주에 다섯 개의 마감을 해야 했다. 그 와중에 연애 스트레스도 겪었다. 구체적으로 말하자면, 이 연애에 좀 더 노력을 투자할 것인가 아니면 그냥 멀어져가게 둘 것인가의 기로였다. 흐음, 머릿속은 온갖 생각에 번잡하고 어수선하고 짓눌린 느낌이었다.

그래서 케이티와 함께 머리를 하고 노팅힐에 있는 근사한 곳에 가서 한잔하기로 진작에 약속해둔 토요일이 되자, 나는 시험에 들게 되리라는 사실을 알았다. 헤어살롱에서는 케이티와 내게 칵테일을 권했다. 케이티는 샴페인 한 잔을 받았고 나는 처음엔 물을 부탁했다. 하지만 머리하는 데 시간이 길어져가자 화이트 러시안 칵테일을 좋아한다는 얘기를 꺼내게 되었다. 보드카, 칼루아 엄청 달콤한 커피맛 술, 우유나 크림을 섞어 얼음 위에다 부은 칵테일 말이다. 그러고 나니 어느새 '혹시 마시고 싶어질 경우를 대비해' 한 잔 주문하고 있었다. 보통 나는 유혹에 저항하지만 그날은 그냥 넘어가버렸다. 겨우 오후 3시인데 화이트 러시안을 빨대로 쪽쪽 빨고 있었다. 독하고, 황홀했다.

물론 그건 나락으로의 첫걸음이었다. 1시간쯤 후 멋진 바에서 레드와인을 한 잔 하자 당시 거의 술을 안 마시던 터라 약간 알딸딸했다(그렇다, 섞어 마시기는 나쁘다). 그래서 감자튀김 큰 그릇 하나에 마요네즈를 곁들였다. 흐음.

오해는 없도록 말해두자면 인생이라는 큰 그림에서 보면 칵테일, 와인 한 잔, 감자튀김 한 그릇과 마요네즈를 먹었다고 세상이 끝나는 건 아니다. 대다수의 사람들은 그만하면 상당히 준수하다고 할 거고, 솔직히 나도 그 말에 동의한다. 하지만 이러다 보면 어찌 될지 알 수 있었다. 상황이 점점 더 심각해지다가 결국 통제 밖으로 흘러가게 되는 것이다. 예전의 생활방식이 딱 그랬다. 그래서 일어서기로 결심했다. 집에 돌아와 조금 들뜬 기분으로 소파에 앉으니 오후 8시쯤이었다.

내 의지력이 시험당하는 또 다른 상황은 서섹스의 부모님 집에 갈 때다. 부모님은 내가 두 살 때부터 줄곧 옆집과 나란히 세운 근사한 주택에 살고 계신다. 내게 있어 우리 집은 그곳뿐이다. 비록 부모님이 진작 내 펄 잼, 홀, 너바나 포스터를 몽땅 떼어 재활용함에 넣어버렸고 바람 숭숭 드는 바닥에는 카펫을 깔았지만 다른 것은 똑같다. 아버지가 화내실 만도 한 게 방에는 아직도 옷장 두 개 가득 내가 10대 시절 입던 근사한 빈티지 옷들과 아홉 살 때 사촌언니 앨리슨의 결혼식에서 입었던 로라 애슐리 신부들러리 드레스가 고스란히 있었다. 열여섯의 나는 옷장 문을 스프레이로 칠하고 당시 빠져 있던 밴드 이름 '슈가 베이비'를 검은 아이라이너 펜슬로 써놓았다. 아직 다 그대로다.

자연스럽게, 같은 침대에서 자고 같은 방에 있다 보면 같은 식습관으로 돌아가고 싶은 마음이 쉽게 든다. 정신을 차려보면 탄산음료를 두는 찬장을 어느새 아쉬운 눈으로 바라보고 있다. 부모님은 주말 오후 3시쯤이나 저녁에 TV 볼 때 비스킷 통을 내오곤 하신다. 거의 언제나 집 안 어딘가에 초콜릿이나 빵 또는 케이크가 있기 마련이고 대형 땅콩과 견과류, 건과일 봉지도 있었다. 식사 때마다 디저트도 딸려 나온다.

우리 엄마는 아마 전 세계에서 가장 멋지고 자상하신 분이지만, 여러 번 설명드렸음에도 저설탕 식단을 이해하지 못하신다. 내가 집에 갈 때마다 거의 늘 아침식사로 설탕 입힌 시리얼이나 그래놀라를 주신다. 엄마 차에 같이 타게 되면 글로브박스에서 사탕을 꺼내 권하시기도 한다.

"네가 설탕 끊은 건 아는데 크리스마스 케이크 한 조각 안 먹을래?"

2년째 크리스마스마다 받는 질문이다.

"아뇨, 괜찮아요, 엄마. 너무 설탕이 많이 들어가서요."

"그래, 크리스마스 푸딩 작은 조각은 어때? 맛있어, 그리고 정말이지 과일만 들은 건데. 거의… 아니면 민스파이잘게 썬 건과일을 넣은 파이-옮긴이는? 민스파이 한 조각 먹어."

나는 설탕 아이싱을 씌운 민스파이 접시를 보며 말한다.

"아뇨, 괜찮아요, 엄마."

엄마는 얼굴을 찌푸린다.

2년씩이나 저설탕 생활을 했는데도 여전히 가끔 힘들 때가 있고 특히 일상 패턴에서 벗어났을 때 더욱 그렇다는 점은 흥미롭다. 비록 이제 식당의 와인 리스트나 디저트 메뉴에 흔들리는 일은 없지만 몇 달 전 아버지 생일 때 가족들이 몰티저 초코볼 상자를 돌려가며 먹는 달그락 소리에는 갈망이 용솟음쳤다.

이게 바로 전문가의 말에도 불구하고 내가 설탕에 중독성이 있다고 여기는 이유 중 하나다. 알코올, 담배나 마약처럼 눈에 띄는 반사회적인 영향이나 의존성을 일으키지는 않지만(물론 이런 문제를 과소평가하거나 초콜릿을 헤로인 주사와 비교하려는 것은 아니다) 설탕 역시 어마어마하게 끊기 힘들다. 신체적 금단증상도 고달프지만 그래도 그건 단기적이다. 다른 중독과 마찬가지로 감정적 연결은 더 한참 지속된다. 무엇보다 최악은, 설탕은 사회적으로 용인되기에 피하기가 거의 불가능하다는 점이다.

"탄수화물 섭취와 우리의 행복감 사이에는 도파민이라는 연결고리가 있습니다. 달리 말하자면 좋아하는 음식을 먹으면 뇌에서 도파민을 생성해요."

도파민 공급은 우리가 설탕(당연히 탄수화물이다)을 끊었을 때 그리워하게 되는 이유 중 하나다. 그래서 나는 이안의 이 말을 듣고 다시 물었다.

"만약 내가 케일을 맛있는 군것질거리로 알고 컸다면 예전에 내가 골라담기 사탕 한 봉지를 먹을 때 느꼈던 반응과 기분을 케일에서도 느꼈을까요?"

"음, 신체는 탄수화물을 먹을 때 생화학적 도파민 반응이 일어납니다. 그래도 케일이 어떤 '보상음식'이라고 믿게끔 키워졌다면 그걸 먹을 때 약간의 도파민이 뇌에서 분비되겠지요."

나는 보디즘의 리 멀린스에게 설탕을 끊었던 모든 사람이 힘들어했는지 물었다.

"설탕 줄이기는 가장 힘든 변화 중 하나입니다. 술에 든 설탕은 사실 상당히 끊기 쉽죠. 평균적으로 사람들은 일주일에 세 번 정도 술을 마시니 대부분은 그냥 끊든가 말든가 할 수 있습니다. 하지만 일주

일에 한 번 고급 와인 한 잔을 정말로 원하는 사람에게 그게 해롭다고
말하진 않습니다. 사실 건강상의 이점도 있죠. 그러나 전체 과정을 느
리게 만드니 도움은 되지 않겠죠. 매일 밤 와인 한 잔도 마찬가지입니
다. 설탕(중간 정도 드라이한 와인에는 한 잔당 0.5에서 2그램의 설탕이 있다)
은 몸을 피곤하게 하고 재생이나 근육 형성, 성장을 저해하며 젊음도
유지할 수 없게 만들죠. 설탕은 신체를 빨리 노화시켜요. 아무도 이런
결과는 바라지 않죠."

이럴 수가, 정말 습관을 바꾸고 새로운 식이요법과 이에 맞는 생활
방식을 만들어야 한다. 리가 훌륭한 조언을 해주었다.

"우리 고객 중 다수가 거래처와 와인을 마시며 식사를 해야 하는,
어느 정도 술이 일상화된 삶을 살고 있어요. 우리는 사람들이 방법을
찾아내도록 함께 노력합니다. 저설탕 생활은 정말로 전반적인 생활방
식의 변화니까요. 일 관련 저녁 모임이 많은 고객에게는 아침 미팅으
로 바꿀 수 있는지 물어보죠. 아침에 달걀요리에 곁들여 위스키를 마
시는 건 남들이 눈살 찌푸릴 일이니까요. 아침과 점심이 저녁 모임보
다 안전합니다. 다른 얘기지만 친구들과의 모임에서 문제가 있다면,
예를 들어 동료 집단으로부터 꽤 자주 압박을 받는다면 차를 몰고 나
가보세요. 그런 작은 변화가 큰 차이를 만들고 새로운 생활방식을 지
켜 나가는 데 도움이 됩니다."

개인적으로는, 아침에 팽 오 쇼콜라를 먹고 커다란 라테를 마시며
출근해도 살 하나 찌지 않거나, 엄청난 피곤이나 짜증 따윈 하나도 모
른다는 듯이 늘 건강해 보이는 날씬한 친구들과 나는 다르다는 사실을

받아들이는 것이 큰 변화의 시작이었다. 나는 절대 '그러고도 날씬한' 여자는 되지 못할 것이다. 설탕은 나와 맞지 않다. 사실 누구와도 진짜 맞지는 않는다. 다만 내게는 영향이 좀 더 뚜렷하게 나타날 뿐이다.

리도 직접 설탕의 부정적인 면을 겪은 바 있다.

"여러 해 축구선수로 뛰면서 늘 건강에 신경 써온 나는 과음을 한 적이 없습니다. 놀러 나가서 술 마시고 다음날 아침 멀쩡히 일어나 축구를 할 순 없죠. 그래도 주말이면 조금씩 마셨는데 내 몸에 안 맞더라고요. 다음날 하루 종일 누워 아무것도 할 수가 없었죠. 그럼 어느새 월요일이 되고 다시 운동하러 나가요. 나는 쉬는 시간을 진짜 소중히 여기는지라 짜증이 났죠. 술이 나한테 안 맞는구나 하고 깨닫기까지는 오래 걸리지 않았습니다. 물론 처음엔 친구들이 좋아하지 않았죠. 하지만 친구들과 놀러 나갈 때의 방식을 바꿨어요. 펍에 가는 대신 점심 때 만나고, 축구하러 가고, 체육관에 갔죠. 저녁에 만나게 되면 어디든 차를 몰고 가서 술을 마실 수 없게 했고요. 기본적으로 그런 상황에 처하는 일이 없게 했어요."

하지만 누가 당신을 그런 상황에 처하게 한다면? 크리스마스에 이웃이 좋아하는 벤딕스 초콜릿 한 상자를 사들고 와서 차 한 잔을 함께 하게 된다면, 즉 여섯 개를 앉은자리에서 먹어치워야 한다면?

"아, 미안해요, 요새는 이거 안 먹어요."

이렇게 말하면서 돌려줄 것인가?

또는 저녁 초대를 받아 가보니 친구가 풀드포크<sub>끈적한 설탕 양념에 재운 다음 몇 시간 공을 들여 천천히 조리한 돼지고기 요리</sub>를 만들어 하얀 빵에 올리고 달콤한 바비큐소스와 감자튀김을 곁들인 식탁을 정성들여 차려놓았다면? 친구에게 이건 못 먹겠다고 말하고 남들이 마음껏 먹어치우는 동안 비상용 귀리 비스킷을 꺼낼 것인가?

둘 다 올해 초 내가 겪은 상황이다.

나처럼 혼자 살거나 혹은 기꺼이 모든 변화를 함께하는 사람과 산다면 저설탕 생활은 쉬워질 수 있다. 식품 저장칸에는 호두와 치아시드가 들어 있고 냉장고 문 안에는 아몬드 밀크가 들어앉아 있다면, 이런 식단을 고수하기가 식은 죽 먹기가 될 수도 있다. 하지만 다른 상황에서는? 사실, 사람들이 내 식습관을 알게 되었을 때 가장 흔히 하는 질문이 외식을 하거나 다른 사람 집에 갔을 때 무엇을 먹느냐는 것이었다. 여기 그 답이 있다.

### 저녁식사 모임

남의 집에 식사 초대를 받았을 때 나는 보통 그냥 주는 대로 먹는다. 이만큼 시간이 흘렀으니 대다수 친구나 지인은 내가 설탕을 먹지 않는다는 걸 알고 그에 맞춰 차려준다. 하지만 초대를 받았을 때 절대 그 얘기를 내가 먼저 꺼내거나 뭘 차리는지 묻지 않는다. 강박적으로 굴거나 다른 사람의 식단을 좌지우지하고 싶지 않고, 앞서 말했듯이 내가 평소 먹는 것과 다른 음식을 대접 받는다 해도 세상이 끝나는 것은 아니니까. 하지만 잘 모르는 사람에게 초대를 받았고 그쪽에서 혹시 안 먹는 음식이 있는지 물어본다면 어떻게 할까?

"네, 사실 설탕만 안 먹어요."

절대 이렇게 대답하지 않는다. 그러면 듣는 쪽에서 전화를 끊자마자 절망의 도가니에 빠져 허둥지둥 부엌을 뒤지게 될 테니까. 대신 "아, 딱히 그런 건 없지만 그렇게 단것을 밝히는 입맛은 아니라서 디저트를 즐기지 않아요"라고 말하는 정도로 넘어간다. 기대치 조정 차원의 문제다. 대부분의 경우 재료를 사다가 집에서 직접 만든 음식은 사실 상당히 괜찮다.

초대해준 집주인을 위한 와인이나 꽃과 함께, 나는 늘 내 몫의 탄산수 한 병을 챙겨간다. 가끔 여유가 있거나 집주인이 디저트를 많이 먹는 사람일 경우엔 내가 좋아하는 종류의 치즈(이기적이라 부끄럽지만)와 귀리 비스킷을 가져가서 그들이 디저트 시간에 차려낼 수 있게 한다. 이렇게 하면 당신이 엄청 후한 사람처럼 보일 뿐 아니라, 남들이 진득한 초콜릿 토르테 케이크를 감탄하며 먹는 사이 당신 혼자 접시에 아무것도 없이 앉아 박탈감을 느끼지 않아도 된다.

## 여행

솔직히 말해, 여행 중에 저설탕 식단을 유지하기란 쉽지 않다. 앞서 내가 주유소에서 겪은 일화를 언급했지만 고속도로 휴게소만 여행자에게 정크푸드를 제공하는 게 아니다. 일전에 런던 빅토리아 역에서 기차를 탔다. 크리스피 크림 도넛, 컵케이크, 초콜릿, 무게 단위로 담아파는 사탕(내가 예전에 좋아하던), 샌드위치, 버거킹, 맥도날드, 스시 식당, 커피 체인점… 익히 상상이 갈 것이다. 어디 한 군데 이상적인 곳이 없었다. 결국 길 건너 프레타망제 매장을 찾아가 거기서 파는 맛있는(그리고 1.50파운드나 하는 비싼) 케일칩을 샀다. 이 케일칩은 강력 추천이다(프레타망제에는 맛있게 구운 소포장의 견과류 상품도 잘 갖춰져 있지만 거기서 파는 그린주스는 피하도록, 최근 밝혀진 바에 따르면 당도가 상당히 높다).

지금까지 최악의 여행 동반자는 각종 초콜릿, 사탕, 감자칩, 미니 사이즈 케이크, 탄산음료, 비스킷 바 등을 갖춘 신문가판대였다. 몇 군데는 가미를 안 한 일반 견과류도 팔겠지만, 나는 그런 가게는 피하는 편이다. 아침에 신문만 사러 가도 반값 판매 중인 예쁜 은박 포장지에 싸인 설탕 폭탄 초콜릿에 저절로 손이 간다.

공항도 크게 나을 바 없다. 출장이나 휴가 여행으로 공항에 꽤 자주 가는데 저설탕 생활을 하든 안 하든 비행기에서 술을 마시는 건 현명한 생각이 아니다. 나는 고생 끝에 비행기에서의 술 한 잔은 지상에서의 석 잔과 같다는 사실을 깨달았다. 한 번은 뉴욕행 비행기에서 아주 잘생긴 암벽등반가와 함께 즐겁게 몇 잔 마셔 꽤 알딸딸하게 취했는데, 입국심사대에 들어설 때쯤에는 완전 죽을 맛이었다. 요즘엔 생주스인 경우엔 스파이시 토마토주스, 그렇지 않다면 탄산수를 택한다. 또 일부러 면세점에서 물 몇 리터를 사 들고 탄다.

그리고 음식. 비교적 단거리 비행이라면(7시간 이하) 기내식을 먹지 않는다. 공항에서 괜찮은 먹을거리(샐러드, 랩 샌드위치 등)를 사놨다가 기내식 나오는 시간에 배가 고프면 그걸 뜯는다. 이따금(비행기 좌석 등급에 따라)은 먹고 싶어 할 기내식이 나올 때도 있지만 대다수가 가공되고, 짜고, 흐물흐물한 칼로리 덩어리일 뿐이다. 특히 야간비행편 아침식사의 경우엔 늘 그렇다. 핑크색의 찐득한 것이 든 끔찍하고 눅눅

한 머핀, 아니면 냉장고에 한참 들어 있던 과일 샐러드? 둘 다 사양이다. 기내 반입 수하물에 가능한 한 많은 간식을 가져가도록 한다. 나는 늘 귀리 케이크 그리고 뭐든 보안검색에 걸리지 않고 가방에 들어갈 만한 걸 챙겨간다. 깜빡했거나 짐 챙기기가 귀찮다면, 대다수 영국 공항 터미널에 있는 마크 앤드 스펜서 심플리 푸드 매장에서 후무스를 곁들인 작은 당근이나 셀러리 스틱 또는 견과류와 와사비콩 봉지를 산다.

## 아이들과 있을 때

내겐 아이가 없지만 이 문제는 따로 책 한 권을 내도 될 만큼 쓸 게 많다. 기존의 어린이용 포장식품은 설탕이나 감미료 범벅이라 당연히 좋지 않다. 유일한 대안책은 당신 몫으로 만드는 것과 같은 음식을 아이에게 주고, 조부모나 남들이 주는 시판 병 주스 등의 달콤한 군것질거리는 서서히 줄여가는 것이다.

나는 아이들이 주변에 있을 때는 금기음식이 있다는 식의 말은 하지 않아야 한다고 생각하기에 조카인 여섯 살 밀리와 한 살 마틸다 주위에서는 상당히 조심한다. 그래도 밀리가 사람들에게 '설탕은 몸에 좋지 않아서' 이모는 잘 먹지 않는다고 말하는 걸 본 적이 있는데 내가 엄마나 동생에게 설명하는 걸 들은 게 분명했다. 나는 그게 진실이라고 믿지만, 어린아이에게 음식에 대한 내 의견을 주입하는 것이 현명한지 확신할 수 없기에 조카들 주위에서는 언급을 삼가려 애쓴다.

## 휴가

많은 이들에게 힘든 상황일 것이다. 그러나 이것 역시 어디로 가느냐에 따라 좀 다르다. 엄청난 아침식사를 신선한 오렌지주스와 먹는 플로리다는 힘들다. 많은 이들이 운동하러 헬스클럽에 가고 채식주의자들과 글루텐보리, 밀 등의 곡류에 존재하는 불용성 단백질 프리에 GI지수가 낮은 유기농 샐러드의 도시 뉴욕은 쉽다. 평소 구운 생선, 샐러드와 밥을 먹는 지중해에서의 휴가도 마찬가지다. 어디든 나는 늘 귀리 비스킷(맹세코 제조사에서 후원 받은 거 아니다!)과 견과류 그리고 그때그때 꽂힌 건강 간식을 챙겨 간다. 시차로 인해 희한한 때 허기가 질 수 있기 때문이다. 물을 많이 마셔 수분 공급에 신경 쓰면 간식을 먹고 싶단 욕구가 심하지 않게 된다. 그럼, 최선을 다한 다음 신나게 즐기자.

## 직장에서의 점심

런던이나 대도시에서 살면 메뉴 선택폭이 넓은 편이다. 구내식당 샐러드 바, 샌드위치 체인점, 작은 개인 식당이나 건강식품점의 간이식당 등. 하지만 소도시나 교외라면 어떨까?

솔직히 말하자면 도시락을 싸서 출근해야 할 것이다. 가장 간단한 방법은 전날 밤 먹었던 것을 좀 더 넉넉히 만들어 싸가는 것이다.《깨끗하고 날씬한 다이어트》의 고등어 케저리부터 홀리의 타카 달링6장 참고까지 내가 좋아하는 많은 레시피들이 다음날 먹어도 마찬가지로 맛있다. 사무실에 전자레인지나 가스레인지가 있다면 데워서 먹는다. 수프도 쉽게 만들 수 있고 샐러드도 마찬가지다.

샌드위치와 떨어질 수 없는 사이라면 요즘은 스펠트밀, 호밀, 아마란스<sub>차세대 식량으로 각광받는 작물</sub> 등으로 만든 특수빵도 구할 수 있으니 많이 가공된 흰빵이나 갈색빵 없이도 샌드위치를 만들 수 있다. 아니면 귀리 비스킷에 훈제 연어, 후무스, 아보카도, 비트 등을 올려 먹을 수도 있다. 뭔가 짭짤하지 않은 것으로 식사를 마무리하고 싶다면 작은 전지방 요거트를 한 개 가지고 간다.

### 간식

내가 직장 서랍에 꼭 넣어두는 물건이 몇 가지 있다. 첫 번째는 여기선 언급하지 않겠다. 두 번째는 시나몬 가루병이다. 커피에 넣든 포리지나 플레인 요거트에 뿌리든, 뭔가 천연인 맛의 자극을 필요로 할 때 있으면 좋다. 물론 견과류도 마찬가지다.

칩을 좋아한다면 유기농 콘칩을 시도해보라. 양념이 가미되지 않은 도리토스 같은 거라고 생각하면 된다. 가능하면 플레인으로, 원한다면 저염으로 고르자. 나는 R. W. 가르시아 오가닉 블루 콘 앤드 플랙시드 칩을 좋아하는데 여기저기 많은 곳과 아마존에서 구할 수 있다. 사람들을 초대했을 때 직접 만든 과카몰리<sub>아보카도를 주재료로 만든 멕시코식 딥 소스-옮긴이</sub>, 후무스나 바바가누시<sub>구운 가지와 향신료를 섞어 만든 중동 음식-옮긴이</sub>와 함께 내놓기에 좋다. 하지만 이 콘칩은 계속 손이 가니 조심하자.

내가 간식 이야기를 많이 하지만 꼭 배가 고플 때만 먹고 심심하거나 할 일 없다고 간식에 손을 대지는 말자. 이건 다 알겠지만 배가 고프다 싶으면 먼저 물을 한 잔 마시고, 여전히 배가 고픈지 확인한다.

몸은 종종 갈증을 허기로 잘못 해석한다.

### 외식

몇 가지 주요 법칙만 명심한다면 저설탕 생활에 있어 가장 쉬운 부분이다.

· 소스가 있는 것은 피한다. 소스는 끈적할수록 나쁘다. 예를 들어 그레이비는 그렇게 나쁘지 않다. 중식당의 해선장이나 검은콩소스라면? 그리 좋지 않다.

· 빵 바구니는 늘 멀리한다. 외출 전에 엄청나게 배가 고프다면 집에서 견과류나 뭔가 다른 걸로 살짝 허기를 달랜다.

· 디저트는 금지. 외식할 때도 마찬가지다. 만약 식사 마무리로 뭘원한다면 약간의 치즈를 먹되 안 먹는 게 최상이다.

· 와인도 가능하면 마시지 않는다. 운전을 하면 피하는 데 도움이되겠지만, 진짜로 마시고 싶다면 레드와인 한 잔과 함께 물을 큰잔으로 받아서 식사하면서 천천히 홀짝인다. 와인은 대다수 맥주보다 당도가 낮으니 더 나은 선택이다.

몇몇 요리는 다른 것들보다 좀 더 저설탕 음식이다.

· 스테이크 하우스, 프랑스 식당 또는 그릴 전문점이라면 확실히 먹을 게 있다. 예를 들면 시금치나 샐러드를 곁들인 그릴에 구운 안

심 스테이크라든가.

· 생선 전문 식당도 마찬가지다. 나는 가능한 이런 곳을 약속장소로 잡는다.

· 버거 가게에 간다면 빵은 빼고 케첩과 마요네즈는 적게 뿌려달라고 말한다.

· 아시아 식당은 살짝 문제가 되어가고 있다. 소스를 거의 안 넣은 요리는 괜찮지만 상당수 태국, 중국, 인도네시아, 말레이시아 음식은 제법 달콤한 편이다. 이런 곳에 가게 되면 나시고렝(하지만 이것 역시 달콤한 소스가 들어간다)이나 차항 같은 질척한 소스가 없는 밥 위주의 요리나 소스에 푹 담그기보단 살짝 볶아낸 채소요리를 시킨다.

· 대다수 인도요리는 여러 가지 이유에서 보통 건강에 크게 좋지는 않다(많은 지방과 색소, 첨가제가 포함되어 있음은 대부분 이미 알 것이다). 그래도 먹어야 한다면 물기 없는 요리를 고른다. 주요리로는 드라이 치킨 티카(그냥 밑간을 한 다음 소스 없이 꼬치에 꽂아 구운 닭고기 요리를 택하고 라이타(민트요거트 딥)를 시킨다. 현미밥이 없다면 판(구장나무 잎에 양념을 싸서 먹는 것-옮긴이)을 먹는다.

· 일식당에서는 꽤 여러 선택안이 있으나 스시는 최악이다. 가능하다면 생선회를 시키고 현미밥을 곁들인다.

· 이탈리아 요리인 피자, 파스타, 흰쌀밥 등은 GI지수가 높은데 이는 체내에서 빨리 당으로 변환된다는 뜻이기에 좋지 않다. 가끔 괜찮은 식당에선 그릴요리를 찾을 수 있다. 의지력이 버텨준다면

그릴요리나 샐러드를 먹는다. 아니라면 가장 가벼운 소스를 쓴 파스타를 택하고(나는 봉골레를 좋아한다) 아침에 다시 평소 식단으로 돌아간다.

### 배달/포장요리

배달이나 포장요리가 좋지 않음은 다들 알 것이다. 하지만 가끔은 선택의 여지가 없을 때도 있다. 포장요리라면 보통 인도요리를 택해 위에 언급한 대로 드라이 치킨 티카와 현미밥, 라이타를 시킨다. 지방과 소스가 적으며 무엇보다 맛도 좋다. 중식이나 이탈리아요리는 건강에 좋은 것을 찾기 힘들다. 중식이라면 소스가 거의 없는 채소요리를 고르자. 대형 체인점의 배달 피자는 종종 지방 함유량이 높으며 GI지수가 높은 밀과 염도 때문에 피하는 것이 좋다.

### 술자리

다들 사람이니 한잔하러 나가고 싶을 때도 있을 것이다. 그럴 경우 나는 보통 레드와인 한 잔이나 보드카와 탄산수에 신선한 라임즙을 곁들인 걸 택한다. 드라이 레드와인은 딱히 당도가 높지 않으며 포도껍질에 든 폴리페놀과 레스베라트롤 등 여러 항산화물질을 함유하고 있다. 폴리페놀은 동맥경화와 심장질환을 예방하고 레스베라트롤은 콜레스테롤을 낮추는 효과가 있음이 입증되었다. 와인광은 아니지만 포도에 대해 한마디 더 하자면 추운 지역칠레, 미국 오레곤에서 생산된 피노누아가 레스베라트롤을 가장 많이 함유하고 있다고 여겨진다. 포도는 찬 기후에서 자라기 어려운 품종이라 냉해로부터 자신을 지키기 위해 많은 항산화물질을 생산하기 때문이다. 다음에 와인 목록을 훑을 때 참고하자. 하지만 슬프게도 지나치게 자주 그래선 안 된다. 술자리는 어쩌다 한 번의 특별한 행사여야 한다. 와인조차 한 잔에 약 180칼로리나 나간다. 칵테일과 친구들과 만나면 싱글 보드카에 신선한 라임즙과 탄산수가 내 몫이다. '스키니 비치'라는 이름으로도 알려져 있는데 한 잔에 80에서 100칼로리 정도밖에 안 되기 때문이다(보드카는 한 샷에 55에서 90칼로리, 소다수는 0칼로리이며 나머지는 라임을 얼마나 넣느냐에 달려 있다). 맥주는 효소가 활성화되는 방식 때문에 일반적으로 탄수화물 비중이 높으므로 피한다.

모든 실천에서는 계획이 가장 중요하다. 저설탕 생활에서도 알고 계획하고 그대로 행하는 것이야말로 성공을 결정하는 열쇠다.

### 준비하기

- 허브, 스파이스, 그 외 빠르고 건강에 좋은 음식 만들기에 필요한 기본 재료를 늘 찬장에 갖춰둔다. 달걀, 페타 치즈와 시금치는 냉장고의 왕으로 이 세 가지만 있으면 다채로운 아침, 점심, 저녁을 만들 수 있다.
- 주중에 시간이 없을 때 금방 차릴 수 있는 레시피를 알아둔다. 프리타타는 배달 주문이나 포장식품 데워 먹기보다 건강에 좋을 뿐만 아니라 더 빠르고 맛있다.

· 절대 배가 고플 때는 마트에 가지 않는다. 마트에 가기만 해도 예전 식품들의 유혹을 강하게 느낀다면 온라인 장보기로 대신한다.

· 늘 건강에 좋은 간식을 가지고 다녀 이동 중에 허기로 곤란해지지 않게 한다.

· 외식을 한다면 당신이 먹고 싶은 메뉴가 있는 식당을 미리 예약한다. 카레 전문점 대신 스테이크 하우스에 갈 수 있도록.

· 아침에 뭘 하기가 번잡하다면 전날 저녁식사를 좀 많이 만들어서 냉장고에 보관했다가 아침을 먹고 출근 전에 가방에도 넣는다. 그러면 점심까지 해결이다.

· 바쁜 한 주간이 될 것 같다면 음식을 여러 종류로 많이 만들어 냉장이나 냉동을 한다. 나는 단백질 팬케이크6장 참고나 홀리의 메밀 치아시드 믹스6장 참고를 많이 만들어 아침을 해결한다. 가끔은 스펠트밀, 메밀 등의 대안 시리얼을 견과류, 씨앗, 신선한 블루베리와 뭐든 냉장고에 든 것들을 섞어 나만의 무슬리를 만들기도 한다. 그러면 간단한 아침식사가 되고 간식이 필요할 때도 준비 완료다.

또 하나 내 인생을 변화시키기 위한 큰 결심은 말하기는 쉬워도 실행은 어려운 '스트레스 낮추기'였다. 스트레스와 설탕은 관련성이 높다. 앞서 설탕을 먹으면 스트레스를 받게 된다고 설명했지만, 또한 중압감을 느낄 때 우리 몸은 생화학적으로 설탕을 갈망하게 된다. 특히 몸 중심 부분에 살이 찌는 사람이라면(대다수가 그렇지 않은가?) 이 대목은 당신과 관련 있으니 꼭 읽어야 한다.

앞서 홀리가 설명했듯이 복부 주변에 지방이 쌓이는 주요 이유는 스트레스 호르몬인 코티졸 때문이다. 수백만 년 전, 우리 몸은 위험에 아주 빠르게 대응하도록 만들어졌고, 오늘날은 이것을 '투쟁도주반 응'이라고 부른다. 뇌는 스트레스 신호를 받으면 몸이 위험에 처했다고 생각하고 즉시 반응할 수 있도록 아드레날린과 코티졸을 분비시킨다. 이렇게 되면 단기적으로 에너지가 용솟음쳐(저장된 지방에서 나온 글루코스) 처해 있는 위기에서 벗어날 수 있게 된다. 옛날에는 이 덕분에 사자나 곰을 따돌렸을 것이다. 그러나 오늘날에는 이 에너지가 치솟는 위험이 임박한 마감, 엄청난 전기요금, 교통체증, 주차공간 확보 실패 같은 상황이 되었다. 스트레스는 엄청나지만 거의 에너지는 사용하지 않는 경우 말이다(곰에게서 도망친 적이 있는가?). 그럼 이 여분의 에너지를 몸은 어떻게 할까? 지방으로 축적한다.

스트레스 호르몬인 코티졸 분비에 따른 부수적인 영향은 허기다. 우리는 힘을 쏟고 난 후에는 더 많은 에너지를 원하게끔 진화했기에 고열량 식품인 설탕과 탄수화물을 갈망하게 된다. 그럼 어떻게 될지는 다들 알 것이다.

스트레스는 좋지 않다. 모든 사람이 아는 사실이지만 나는 1년 전까지 완전히 스트레스로 가득 찬 환경에서 살았다. 그러다가 직장을 그만두고 이직하는 대신 자유기고가의 길로 나섰다. 그래도 가끔은 여전히 공황상태가 되지만 횟수는 줄었다.

놀고먹어도 되는 사람들이 스트레스 많은 일자리를 박차고 나온 일을 무용담처럼 떠드는 걸 싫어하기에 미리 말해두는데 나는 혼자서 집 대출금을 갚고 있다. 부잣집 자식도 아니며 유일한 수입원은 내가 버는 돈뿐이다. 다행히 프리랜서로 일할 수 있는 직업이다. 하지만 모든 사람에게 삶의 스트레스를 줄이는 방법이 꼭 사직처럼 어마어마할 필요는 없다.

사실 그만두기 1년 전부터 나는 점차 생활을 평온하게 만들 여러 전략을 시험해보고 있었다. 시간을 내어 헬스클럽에 다녔고 10대 이후로 거의 못했던 수영도 시작했다. 술을 안 마셔 절약한 돈으로 일주일에 최소한 한 번 개인 트레이너에게 강습도 받았다. 내 인생을 덜 즐겁게 하는 사람들과의 만남을 끊고 가족과 친구들과 함께하는 시간을 늘렸다. 매일 아침 1시간 더 일찍 일어나서 바쁘게 집을 나서지 않아도 되게 했다. 도움을 받아 내 재정 상태를 점검하고 괜히 무리해 끊임없는 중압감에 시달리는 대신 예의바르게 거절하는 방법을 배웠다.

이 모든 것들이 저설탕 식단을 유지하는 데 도움이 되었다. 힘든 시기를 보내고 있다면 이 책 앞에서 했던 말을 생각해보라.

"포기하고 싶은 생각이 들면 왜 시작했는지를 떠올려보자."

내게 있어 언제나 최고의 동기유발은 2012년의 몸 상태와 외모를 돌아보는 것이다. 절대 그때로 돌아가고 싶지 않다.

내가 하고자 하는 말은 저설탕 식단이 꼭 심심하거나 가혹할 필요는 없다는 점이다. 사실 약간은 사치스러운 포상도 된다. 술을 진탕 마시고 해로운 음식을 잔뜩 먹는 사람들이 뭔가 멋지다거나, 그런 행동이 흥미진진하다는 생각에서 벗어날 때다. 여러 전문가가 이미 설탕산

업을 담배산업에 비유했는데 지금의 상황을 살펴보라. 사무실, 공공건물, 대중교통에서의 흡연 금지는 물론이고, 아이들과 함께 있을 경우엔 본인 자가용 내에서도 담배를 피우지 못하게 하자는 제안도 나왔다. 이제 흡연이 멋지다고 생각하는 사람은 아무도 없다. 어떤 사람들은 절대 용납할 수 없는 일로도 생각한다. 몇 년이 지나면 설탕이 잔뜩 든 음식에 대해서도 그렇게 여기게 될 것이다. 여러분과 나는 단지 그 길을 조금 앞서가는 것뿐이다.

# 8장

—

## 저설탕 생활과 인간관계

'친구들과 단것을 먹으며 수다 떨지 않으면 뭘 해야 할지 모르겠는가?
음식에서처럼 수많은 대안이 있다.'

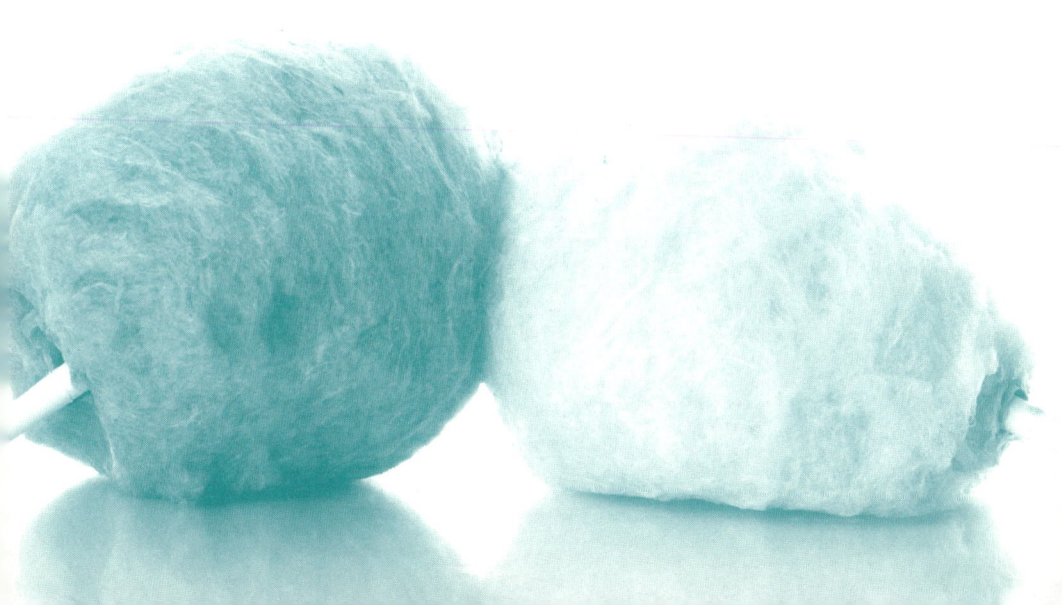

이 책에는 설탕이 내 몸과 마음, 성격에 어떤
영향을 미쳤는지에 대해 상당히 많은 이야기가 실려 있다. 설탕이 여
러분의 몸과 마음, 성격에 어떤 영향을 미쳤는지도 생각해보라고 앞
서 말했다. 인간관계에서는 어떨까? 당신이 먹는 것이 다른 사람들
과 어떻게 관련되며, 우정뿐 아니라 가족관계와 연애엔 어떤 영향
을 미칠까? 나는 설탕을 끊기 전까지 이런 생각을 해본 적이 없었다.

생활방식을 바꾸는 일은 의욕적인 시도이면서도 동시에 고독해질
수 있다. 힘든 하루를 보낸 뒤 단것을 찾거나, 사람에게 실망했을 때
단것에 의존하는 등 달콤한 음식을 통해 많은 감정적인 위안을 받았
기 때문에, 그걸 버리고 나니 마치 내 삶에 구멍이 뻥 뚫린 기분이었
다. 예상은 하고 있었고, 다른 사람의 경험담을 읽어 오래 가지 않으리
라는 것도 알고 있었다. 사실 몇 주가 지나자 그 기분은 사라졌다.

하지만 내가 좋아하는 사람들의 몇몇 반응은 예상 이상이었다. 대놓
고 비협조적이진 않았으나 우리가 외식이나 한잔하러 나갔을 때 내가
칵테일 대신 탄산수, 피자 대신 그릴구이 생선과 샐러드, 디저트 대신
페퍼민트 차를 고르면 많은 이들이 '인생은 너무 짧아!'라며 구시렁거
렸다.

요즘 저설탕 생활이 언론계에서 꽤 화제라서 이제는 많은 사람이 내
가 어떻게 시작했으며, 어떻게 유지하고 있는지 궁금해한다. 하지만 시

작 당시는 전혀 달랐다. 그래서 나는 대다수 당류를 끊으려 한다는 사실을 거의 아무에게도 말하지 않았다. 실패할 수도 있고 식사 자리에서 다른 사람들의 접시를 부러운 눈길로 바라보거나, 메뉴에서 내가 먹을 수 없는 것들을 열거하며 괴로워하다 괜한 참견을 듣고 싶은 마음도 전혀 없었다. 사람들이 알아채기 전에는 아예 언급 자체를 안 했다.

그래서 몇몇 사람들은(아주 소수였지만 꽤나 강한 어조로) '지나치게 가려 먹는다'고 나를 나무랐다. 어떤 사람은 내가 '먹고 싶은 것'이 아니라 건강에 좋으니 '먹어야 한다고 여기는' 것을 고른다고 말했다. 당연히 내가 건강에 좋은 걸 먹고 싶어 할 리 없다는 것처럼. 자신들도 건강에 무지하지 않고 몸을 챙기는데 내가 상대적으로 더 까다롭게 음식을 골라 자신들을 무분별한 사람인 것 같은 기분이 들게 만든다는 식의 말도 들었다. 전혀 그런 의도가 아니었는데 사람들은 음식에서 이상한 경쟁심리를 느꼈던 것이다. 그때까지 한 번도 그런 경험을 해본 적이 없어서 참으로 희한했다.

술을 자주 마시지 않는 것도 많은 이들에게 또 하나의 논쟁거리가 되었다. 누구든 어떤 이유에서인가 술을 마시지 않아 하룻밤 내내 시달림을 당한 술자리 경험이 있을 것이다. 술을 안 마시면 친구들은 그 때문에 모임을 망쳤다는 듯한 분위기를 풍긴다. 아이러니한 것이 정작 나에게는 아무 차이가 없는 경우가 잦았다. 가끔은 평화 유지를 위해 나는 탄산수를 주문하고 바텐더에게 라임 한 조각을 꽂아달라고 해서 사람들에게 보드카 라임 탄산수라고 말했다.

어째서 한 친구가 뭔가를 삼간다고 남들이 왈가왈부하는 건 사회적

으로 용인되는데, 내가 그 반대에 대해 뭐라 하는 건 용인되지 않는지
알 수가 없다.

"왜 그렇게 건강에 나쁜 걸 시켜? 자신을 소중히 생각하지 않는 거
야?"

"그렇게 달고 기름지고 탄수화물투성이 음식을 '별식'으로 여기다
니 흥미롭네. 왜 그런 거 같아?"

내가 식사 자리에서 옆사람에게 큰 소리로 이렇게 말한다면 당연히
모두 나를 대단히 예의 없고 꼴불견이라고 여길 것이다.

나는 중독과 행동변화 전문 심리학자이자 저술가인 아만다 힐스에
게 왜 자기 개선 노력에 우리를 아끼는 주위 사람들이 때로 부정적으
로 반응하는지 물었다.

"뭔가 절제하는 사람이 비난이나 비판의 대상이 되는 경우가 종종
있죠. '그냥 디저트 먹어, 인생은 너무 짧잖아' 하는 부류들이 있는 거
에예요. 하지만 브리 치즈소젖으로 만든 부드러운 치즈 튀김을 먹는 사람에게
비슷하게 비꼬는 말을 한다는 건 상상할 수 없는 일이죠. 채식주의자
의 경우엔 그 선택을 존중하기에 거기다 대고 '소고기 버거 먹어, 인생
을 즐겨야'라고 말하는 사람이 거의 없잖아요. 하지만 설탕은 다르
죠."

제인(앞 장 어딘가에서 언급했던 친구)은 나의 무설탕 생활을 전적으로
지지해주는데 사람들이 타인의 생활 변화를 타박하는 이유에 대해 흥
미로운 이론을 펼쳤다.

"어쩌면 누구나 어떤 면에서 자신과 비슷한 사람에게, 공통점이 있

는 사람에게 끌리기 때문인지도 몰라. 공통성은 비공식적인 매력의 법칙 중 하나잖아. 네가 예전에 좋아하던 것이나 누군가를 만났을 때 좋아하던 걸 이제는 안 좋아하는 듯이 보이면, 잠재의식 속에서 사람들이 의혹을 품게 되는 게 아닐까? 네가 '변한' 건 아닐까 하고 말이야."

어째서 이런 일이 벌어질까? 걱정, 아니면 제인의 말대로 변화에 대한 두려움? 내가 다른 이들의 결점을 훤히 드러나게 하고 있다는 생각에서일까? 아니면 경쟁? 나는 경쟁심이 강한 사람은 아니다. 다른 사람이 뭘 하건, 말하건, 먹건, 입건 정말로 신경 쓰지 않는다. 늘 내 박자에 맞춰 움직이는 타입이었다. 예를 들어 케이크를 먹고 싶다면 달리 원하는 사람이 아무도 없어도 주문한다. 사실 애초에 그래서 설탕을 끊게 된 거지만, 이야기가 딴 데로 샜다.

"음식은 사회적 유대감을 형성하는 주요 수단이에요. 우리가 친구들과 외식하러 나갈 때가 아니라 훨씬 더 일찍 부모님과의 경험에서부터 시작되지요. 당연히 태어나면 어머니가 먹여주고 그 전에도 자궁 속에서 그러잖아요. 특히 달콤한 음식이 특별하게 여겨지는 것은 인간이 그걸 좋아하게끔 진화되어왔기 때문입니다. 단것을 먹으면 우리 뇌에 긍정적인 영향을 주고 도파민과 세로토닌이 분비돼요. 사랑을 표현하고 싶을 때 사람들은 종종 단것을 주곤 합니다. 그게 다른 사람들에게 기쁨을 준다는 걸 아니까. 이건 상당히 세계적으로 공통된 문화예요. 만약 당신이 거기 끼지 않겠다고 하면 사람들에게서 어떤 반감을 유발할 수 있지요."

아만다는 달콤한 음식을 즐기는 행위에 뭔가 더 큰 유대감이 있다고 말한다. 거기에 함께하지 않으면 축하하는 자리에서 혼자 빠진다는 느낌이 있는지도? 달리 말하자면, 사람들은 당신의 행동을 미심쩍게 여기거나 부정적이 될 수도 있다.

"그 이유를 여러 해 연구하고 환자들과 상담하고 친구들과 이야기를 나누어본 결과 설탕이든 담배든 타인의 절제에 부정적인 반응을 보이는 건 위협을 느끼기 때문이라고 생각해요. 자기 스스로의 행동을 돌아봐야 한다는 의미이기 때문이에요. 부정적인 말을 한 사람 본인도 그걸 끊으려 했지만 성공하지 못했던 경우가 많답니다. 일반적으로 그들도 끊고 싶어 하지만 정신적으로 적절한 준비가 되어 있지 않거나 전에 끊으려 하다 실패했고 다시 시도할 준비는 안 된 거죠. 그걸 해내고 있는 사람을 비판하면 자신들이 실패했던 일이 좀 낫게 느껴지죠. 비판은 때로 선하고 순수한 마음에서 나올 수도 있어요. 어쩌면 당신을 좋아하는 마음에서 즐겁게 지내기를 순수하게 원할 수도 있지만, 설탕의 경우에는 아닙니다. 그게 좋지 않다는 건 우리 모두 너무나 잘 아니까…. 변화하려고 노력하는 다른 사람을 비난해대는 이들이 원하는 바를 성취하는 경우는 드물어요. 그게 금연이든, 금주든, 건강한 식단이든 간에."

아마 다들 아만다의 묘사와 일치하는 친구가 한 명쯤 있을 것이다. 작년에 한 친구의 결혼식에 참석했는데 목요일 저녁에 시작하여 일요일 오후에 끝나는 긴 잔치였다. 다른 친구와 한 방을 쓰게 되었는데 나흘 동안 내 식습관에 대한 그 친구의 반응은 엄청난 실망이었다는 말밖에 달리 표현할 길이 없다. 나는 아무래도 그 친구의 먹고 마시기 공범으로 미리 찜 되어 있었던 모양이고 친구는 내가 동조하지 않자 마치 내가 사기를 치거나 신분을 위조해서 친해지기라도 한 것처럼 굴었다. 문제의 친구는 주말 내내 나한테 음식을 먹이려들었다. 애프터눈 티, 커다란 케이크 조각, 샴페인, 디저트 등. 본인이 먹고 싶은데 혼자 그러기는 싫어서인 듯했다. 굉장히 피곤했다. 내가 넘어가지 않자 친구는 좀 짜증이 나 보였다. 마치 나의 선택이 자기가 잔치를 즐기는 데 방해가 되기라도 한 것처럼 말이다. 그러나 나는 끄덕없이 결혼식을 즐겼다. 활발하게 어울리고, 댄스 플로어를 휘어잡고, 적절한 시간까지 자리를 지켰다. 전부 평소 내가 결혼식에서 했던 그대로였다. 오히려 나는 친구의 반응에 어리둥절해졌다. 여러 해 사귀어오면서 그 친구가 나와 내 건강을 지극히 생각한다는 것을 알고 있었기에 더더욱 놀랐다. 그 친구의 반응을 어떻게 설명할 수 있을까?

"그건 실질적으로 '방해 시도'라 할 수 있어요. 사람들이 타인의 변화를 방해하려드는 건 보통 본인들의 어떤 면이 불만스럽기 때문이에요. 친구에게 원치 않는 술을 먹이려드는 사람들이 있죠. 두 병째 와인을 함께 마시면 그 사람은 자신의 선택이 인정받았다고 느끼는 거예요. 거기에 저항하면, 당신이 와인을 한 잔 더 마시지 않거나 디저트를 먹지 않겠다고 하면 그 친구의 '괜찮다'는 믿음을 위협하게 됩니다. 어쩔 수 없이 그들은 자신의 행동과 선택을 돌아보게 되고 그게 불편한 거죠."

아만다의 설명을 듣고 납득이 되었지만 나는 또한 내가 그동안 관계에서 어떤 역할을 수행해왔는지가 궁금해졌다. 설탕을 끊기 전, 나는 모임에 생기를 불어넣는 약간 통통하고 재미있는 친구로 조금 과하게 먹고 마셔도 전혀 신경 쓰지 않았다. 2003년 여성지를 떠나 신문사에서 일하기 시작했을 때, 나는 퇴근 후 거의 날마다 펍에서 와인 한 병과 칩 또는 감자튀김과 마요네즈를 먹는 관습에 금방 적응했다. 당연히 이는 내 허리선에 전혀 보탬이 되지 않았지만 즐거운 저녁 시간 동료가 되기는 했다.

"우리는 종종 다른 사람의 인생에서 '역할'을 수행하게 됩니다. 과거 행동을 통해 그 역할을 만들었을 수도 있고 상대가 어떤 이유에서 제일 편하게 느껴지는 역할에 우리를 배정했을 수도 있지요. 상당 부분은 사회 그룹 내에서의 위치와 관련이 있습니다. 누구는 까다로운 사람, 다른 누구는 놀기 좋아하는 사람, 좀 수줍음이 많은 사람, 그리고 나온다 하고는 늘 막판에 가서 취소하는 불성실한 친구… 이건 그저 예일 뿐이지만, 당신의 친구 그룹을 생각해보면 각자 수행하는 역할이 있음을 알게 될 거예요. 대다수 사람들은 발전하길 원하지 몇 년씩 똑같기를 원치 않지만, 당신이 변화하고 발전하면 다른 이들에게 위협이 되죠. 그러면 그 사람들은 스스로를 돌아보고 '사실 난 지금의 내 자신에 만족하지 않아'라고 생각하게 되니까요. 또한 남자들에겐 별로 없는 듯하지만 여자들 사이엔 음식에 대한 경쟁요소가 있어요."

아만다의 말을 듣고 나서 이안 마버에게 사실 단순한 연료에 불과한 단것이 어떻게 해서 오늘날과 같은 상징을 얻게 되었다고 생각하는지 물었다.

"설탕과 음식은 지나치게 단순화되었어요. 우리는 모든 것을 단순화시키는 사회에 살고 있죠. 단것에 대해서도 유아적인 페티시적 관념이 있습니다. 컵케이크가 딱 맞는 예시지요. 나는 컵케이크에 대한 열광이 어린 시절에 대한 미련이 아닌가 하고 늘 생각했어요. 소꿉놀이 티파티에 나올 만한 물건처럼 생겼잖아요. 예쁘고, 색색깔에 귀엽고, 어린 소녀들이 생각하는 음식 같지요. 나는 늘 그걸 역겹다고 생각했지만 컵케이크는 '예쁘고', '섹스 앤드 더 시티'적인 뭔가가 있어요. 마치 유행하는 액세서리처럼. 요새는 어딜 가든 있으니 유행이라 할 만하죠. 사람들이 설탕은커녕 탄수화물도 먹지 않는 런던의 세련된 지역에도 컵케이크 가게가 자리하고 있어요. 어디서 이런 수요가 생겼는지 모르겠습니다. '특별한' 음식을 함께 먹는 데서 나오는 일종의 유대감일까요? 〈맨즈헬스〉 잡지에서 일하는 남자들이 둘러앉아 혹시 컵케이크 먹고 싶냐고 서로 묻는 모습은 상상할 수가 없잖습니까. 우습죠. 하지만 그게 여성지 사무실에선 수시로 벌어지는 일이라니까요."

　남자들 말이 나왔으니 말인데 맨정신으로 하는 데이트라는 끔찍한 주제에 대해 좀 이야기해보자. 새로운 사람을 만나는 일은 워낙 신경을 잡아먹으니 굳이 맨정신으로 할 필요가 없다는 것이 나의 오랜 신조였다. 하지만 저설탕 생활을 시작했을 때 나는 싱글이었다. 술을 마실 때의 데이트도 힘들었는데, 술을 안 마시고 데이트하는 건 어떨지 생각조차 할 수 없었다. 저설탕 생활의 시작을 주저한 주된 이유 중 하나였다. 술을 거의 마시지 않는 싱글 여자친구가 한 명 있는데 그 친구는 우리에게 너무 많이, 빨리 취한 남자들과의 참담한 데이트에 대한 유쾌하지 않은 이야기를 재미나게 들려주곤 했다. 다들 멀쩡한 정신으로 만취한 사람들 때문에 지겨운 저녁을 보낸 경험이 있을 것이다. 그냥 집에 가서 혼자 잠자리에 들고 싶은 마음이 굴뚝같아지는데 장기적으로는 많은 사람이 바라지 않는 일일 터이다.

2012년 여름 나는 제법 행복한 외로운 방랑자로, 주변에 그 상황을 바꿀 가능성이 있는 남자도 없었다. 비록 엄마는 내 동생 나탈리를 통해 나더러 인터넷 소개팅(으윽)을 해보라고 권하셨지만 나는 먼저 스스로를 정리하겠다고 결심했다. 새로운 식단에 적응하고, 좀 더 건강해지고, 피부를 조절한 다음 연애를 시작하고 싶었다. 초장부터 끝장나기를 바라는 게 아닌 이상, 연애 초반부에 수도크림으로 뒤덮인 얼굴을 하고 잠자리에 들 수는 없었다. 이 모든 것들을 해결한 다음에 연애 문제로 관심을 돌릴 것이다.

하지만 그건 내 마음대로 되는 일이 아니었다.

2012년 9월 어느 따스한 오후, 원피스 주머니에서 휴대폰 진동이 느껴졌다. 나는 런던 서쪽 세련된 지역의 미용실에 가려고 잠깐 나와 있던 터라 직장에서 다시 호출하는 줄만 알았다. 다행히도 그건 아니었다. 문자가 와 있었다.

'제임스 스미스가 도대체 누구야?'

가슴이 덜컹했다. 이 네 단어는 골칫거리를 의미했다. 배리가 다시 나타난 것이다.

배리는 그의 진짜 이름은 아니다. 다행히도. 서른다섯 살의 배리는 나보다 몇 살 연상이었고 금융계에서 일했다. 우리는 1년 전인 2011년 여름 일 관련 행사에서 처음 만났다. 이야기를 나누었고, 나는 그가 마음에 들었지만 그는 다른 일 때문에 가봐야 했다. 겨우 20분 정도 얘기했지만 그는 내게 상당한 인상을 남겼다. 배리는 마치 자신이 파티의 주역인 양 행동했는데 요란스럽지는 않고 굉장히 당당하며 자신만만했다. 다음날 직장에서 나는 친구들에게 그 사람 얘기를 했다. 친구들은 당연히 나에게 행동에 나서라고 했다(꽤나 수줍음이 많고 거절을 두려워하는지라, 나는 잘 그러지 못했다). 결국 페이스북에서 그의 이름을 찾아내어 한잔하자고 글을 남겼다.

그의 답변을 기다리는 동안 나는 거의 15분마다 페이스북을 확인했다. 심지어 밤중에 일어나서도 봤다. 아무것도 없었다. 다음날 밤, 버스를 타고 집으로 가는 동안 페이스북 알림이 왔다. 막 내가 거의 포기하려던 찰나 배리가 응답한 것이다. 우리는 내가 발리 휴가를 다녀온 다음인 몇 주 후에 '차나 한 잔' 하기로 약속을 정했다.

그건 말 그대로 차 한 잔이었다. 충격적이고 놀랍게도 배리는 술을 마시지 않았다. 알코올중독 치료 중도 아니라 원체 싫어해서 몇 년 동안 한 방울도 입에 대지 않았다고 한다.

깜짝 놀랐다. 런던에서 술을 마시지 않는 남자를 찾기란 템스 강에서 사금을 채취하는 데 성공하는 거나 마찬가지다. 당시 나는 칵테일에 상당히 빠져 있었기에 술을 마시지 않는다는 남자와 긴장을 풀고 어울릴 자신이 없었다. 몇 번 만나기까지 나는 배리가 그렇게 가깝게 느껴지지 않았다. 그는 키 크고, 잘생기고, 재밌고, 별나고, 성공했으며, 똑똑하고, 경제적으로 능력 있고, 말빨도 셌다. 우리는 같은 영화와 음악을 좋아했다. 둘 다 체비 체이스미국 배우-옮긴이 팬이었다. 나는 독립적이고 내 일은 직접 하는 것을 좋아했으며 배리도 그랬다. 나와 마찬가지로 가족들과 가까웠고 모험에 나서기를 즐겼다. 그는 본인 소유 아파트에 살고 여행을 많이 다니는데 자신이 말려들었던 경험담을 재미있게 들려주곤 했다. 돈 관리 능력이 뛰어났으며 과하게 참견하지 않는 선에서 나의 정신없는 소비 습관을 정리해주려 했다. 내게 절실히 필요한 일이었다. 기본적으로 배리는 내가 좋아하는 많은 면을 지니고 있다. 차를 갖고 있어(런던 중심부에선 드문 일이었다) 어디든 운전해 갈 수 있다는 사실에 흔들린 건 전혀 아니었다.

그러다가 배리가 사라지면서 처음 시작 때와 마찬가지로 갑자기 끝나버렸다. 우리는 2011년 섣달 그믐날 이른 오후에 만났다. 각자 사전 약속한 별개의 파티에 갈 예정이었다. 1월에 나는 쿨하게 행동하려 애쓰며 그에게 몇 번 문자를 보냈지만 그는 거의 답을 하지 않았고 내가 질문을 하거나 만나자는 얘기를 꺼내면 침묵했다.

나는 배리와의 이별을 동료들에게 거의 매일 하소연했다. 정말 배리를 좋아해 평소라면 정이 뚝 떨어질 만한 요소들, 그러니까 센스 없는 신발과 가끔 입는 끔찍한 청바지, 트위터에서 프랭키 보일스코틀랜드 출신의 코미디언-옮긴이을 팔로하고 있는 것, 대화하다 말고 휴대폰을 꺼내들고 페이스북을 열어보는 것 등을 넘어가주기까지 했다. 그래, 그는 좀 게을러 내가 분주히 자기 시중을 드는 동안 우리 집 소파에 늘어져 있곤 했지만, 나는 그가 내 공범이 될 수 있을 거라 여겼다. 추가로, 정말이지 그의 옷장을 내 손으로 싹 정리하고 싶었단 말이다.

하지만 배리는 떠났다. 가끔 내가 뭘 잘못해서 그가 그렇게 급작스레 내 인생에서 사라졌던 걸까 궁금하긴 했지만(그냥 친구 정도일지라도 우린 정말 잘 지내고 있었다고 생각했기에) 그래도 나와 만나지 않으려는, 그리고 이유를 설명할 배짱조차 없는 사람 때문에 슬퍼하며 2012년을 지내지는 않기로 마음먹었다. 봄이 끝나갈 무렵 나는 친구의 친구인 크리스와 자주 만나기 시작하게 되었다.

우리는 서로를 알아가는 사이 먹고 마시며 즐거워했다. 선데이 로스트구운 고기, 익힌 채소와 요크셔 푸딩으로 구성된 영국 전통 요리-옮긴이에 좋은 와인 한 잔(어쩌면 두어 잔 더)이 주 메뉴였다. 그다음은 디저트. 늘 디저트가 있었다. 바삭바삭 그을린 설탕층을 얹은 크렘 브륄레, 공기처럼 가볍고 속은 진하게 녹아내리는 핫 초콜릿 푸딩. 엄청난 아이스크림 광이었기에 나는 뭐든 아이스크림과 함께할 수 있는 디저트엔 두 스쿱씩 올렸다. 몇 시간 후 집에선 티케이크나 잼 바른 크럼펫동그랗고 납작하게 구운 케이크류-옮긴이을 홍차와 먹고 때로 와인 한두 잔을 더 마시기도 했다. 즐겁기는 했지만 당연히 월요일은 게슴츠레한 눈과 멍한 머리를 한 채 깨어나기 일쑤였다. 직장에서의 고된 한 주를 시작하기에 이상적인 방법은 아니었다. 비록 크리스와 만나지 않을 때(그는 은행에서 힘든 자리에 있었기에 주중 대부분이 해당된다)는 건강하게 생활하려 노력했지만 내 옷은 점점 타이트해져갔다. 결국 몸에 달라붙는 옷 대신 자루부대 차림으로 살기 시작했다. 그게 5월의 내 생일파티를 위해 돌체앤드가바나에서 끝내주는 미니 드레스를 샀을 때다…. 16사이즈로. 좋은 징조가 아니었다.

몇 주 후, 크리스와 나는 그냥 친구로 남는 쪽이 최선임을 깨달았다.

옳은 선택이었지만 그래도 여전히 상처 입은 자존심을 달래고 있었다. 다들 누군가 자신을 위해 절절한 시를 써준다거나, 광고판을 빌려 너 없이는 살 수 없다고 호소하는 걸 바라지 않는가. 대신 나는 그 두려운 "우리 그냥 친구로 지내면 어때"라는 웅얼거림과 함께 방출되었고 그게 '난 너한테 그 정도로 반한 건 아니야'라는 뜻인 건 다들 아는 일이다. 후유.

나는 사랑이라는 게임에 다시 나서기엔 너무 실의에 빠져 헬스장에서 위안을 찾았다. 감정을 다스릴 때면 늘 의지하는 방법이었다. 45분 동안 땀을 뻘뻘 흘리며 힘들게 운동하고 나면 뭐든 훨씬 덜 심란하다. 가끔은 그저 살아남았다는 안도감으로 벅찰 뿐이다.

다음 주 충동적인 결심으로 나는 저설탕 생활을 시작했다. 몇 달 만에 처음으로 남자친구가 없다는 데 신경 쓰는 것을 그만두고 건강에만 집중했다. 오랜만에 균형을 찾은 기분이었다. 모든 것이 잘 되어가고 있었다.

그때 뜬금없이 배리가 돌아왔다. 전형적인 그의 스타일이었다. 느닷없고, 조금 보스 기질에, 나더러 그간 잘 지냈냐고 묻지도 않고, 머저리처럼 굴어 내 마음을 상하게 한 것에 대한 사과도 없고, 몇 달 동안 연락을 끊은 이유도 말해주지 않았다. 아니, 문자는 그저 나더러 어떤 사람을 아는지만 묻고 있었다.

나는 한 10초쯤 기다렸다가 답문을 보냈다.

'안녕, 배리. 소식 반갑네. 난 잘 지내. 물어봐줘서 고마워.'

그리고 전송을 눌렀다. 빌어먹을 놈, 인사치레 하나 없이 난데없이

질문이라니. 제임스 스미스가 누군지는 알고 있었지만(둘 다 아는 지인
의 남자친구) 왜 내가 말해줘야 하지? 마음 한구석에선 그가 응답하지
않기를 바라고 있었다. 비록 스페인 휴가에서 방금 돌아와 더 날씬하
고 그을려서 근사해 보이긴 해도 나는 또 한 번의 연애 롤러코스터를
감당할 자신이 없었다. 몇 분 후 그가 답문을 보냈다.

'하하.'

그러면서 자신이 고객을 만나러 폴란드에 와 있다고 설명했다.

심심했던 게 분명했다. 우리는 가벼운 농담을 주고받았고 몇 주 후
그가 귀국하면 만나기로 했다.

그러고 싶진 않았지만 마음이 들떴다. 그와 함께 있는 시간이 좋았
고 설령 친구 사이라 해도 그를 만난다는 생각에 스스로에게 더 엄격
해질 이유가 하나 늘었다. 몇 주 후 어느 날 밤, 그와 만났다. 나는 지난
몇 달간 수많은 저녁을 새로운 건강 레시피를 시험하고 요리하는 방법
을 익히며 보내온 터라 몇 가지 음식에 진짜 자부심을 갖고 있었다.

배리는 스포츠맨 타입으로 보이는 남자였지만 속은 텅텅 빈 게 틀
림없는 것이, 먹어도 먹어도 끝이 없었다. 현미밥을 곁들인 건강 카레
에서부터 시금치 샐러드를 곁들인 안심 스테이크와 닭고기, 캐슈넛 볶
음에 이르기까지 내가 차린 것을 몽땅 먹어치웠다. 나는 늘 누군가를
보살피기를 좋아했고 배리는 그러도록 두었다.

물론 배리는 술을 마시지 않았다. 펍에서의 저녁 시간, 퇴근 후 시내
바에서의 만남, '자자, 그러지 말고 한 잔만' 하는 채근 같은 것은 없었
다. 우리는 보통 내 집에서 만나 음악을 듣고 그냥 시간을 보냈다. 가

저설탕 생활과 인간관계   |  233

끔은 저녁을 먹으러 나가기도 했지만 그와 나만 있어도(그리고 아이패드, 그 빌어먹을 아이패드) 무척 좋았다. 새로운 절친이 생긴 기분이었다. 처음에 그는 단것 광으로 그린 & 블랙의 커다란 초콜릿 한 판이나 케이크 한 조각을 후딱 먹어치우곤 했으나 일 년가량 지나고 나자 배리 역시 과도한 설탕 섭취를 그만두었다. 그는 그렇게나 좋아하던 초콜릿을 버리고 대신 구운 아몬드와 시나몬을 곁들인 플레인 요거트를 디저트로 먹었다. 덧붙이자면 점진적인 변화였고 내 쪽에서 부추긴 일은 전혀 없다. 그리고 남자들이 음식에 대해 어떤지는 다들 알 것이다. 방금까지 아몬드 크로와상을 두 개씩 아침으로 먹던 사람이 다음날엔 저설탕에 대해 주구장창 떠드는 식이다. 하지만 음식에 대한 내 선택을 배리가 받아들여주었기에 나는 그에게 푹 빠졌고, 덕분에 새로운 식습관을 유지할 수 있었다.

사실 그게 배리 이야기를 꺼낸 이유다. 18개월이 지난 후 우리 사이가 잘되지 않긴 하지만 그래도 우리 대부분이 해오던 '바에 가서 취하고 모르는 사람과 어울리는' 일을 하지 않더라도 좋은 사람을 만날 수 있다는 것을 보여주기 위해서다. 물론 배리도 술을 마시지 않아 도움이 되기는 했지만 그와 함께 보낸 시간을 통해 데이트 긴장감을 꼭 술기운으로 이겨야 하는 것은 아님을 알았다. 둘째로, 배리가 없었더라면 과연 내가 저설탕 생활을 계속할 수 있었을지 자신할 수 없기 때문이다. 그는 딱 알맞은 때 등장하여 힘들 수 있었던 시기를 이겨내도록 도와주었다. 우리 사이의 많은 문제에도 불구하고 그는 절대 내게 유혹을 들이밀지 않았다. 내가 배리에게 장기인 쫀득한 초콜릿 브라우니를 만들어주었을 때 그는 절대 나더러 하나 먹어보라고 하지 않았다. 그 자신 또한 수년간 원치 않는 술을 권하는 사람들에게 시달림을 당했기 때문일 것이다. 우리가 몇 주간 미국으로 휴가를 갔을 때 그는 거의 매일 팬케이크를 산더미처럼 시켜서 슈가 파우더, 딸기, 메이플시럽을 올려 먹었다. 그때도 배리는 절대 억지로 한입을 권해 내가 뭘 놓치고 있는지 알게 하려 한다거나 즐기라고 설득하려들지 않았다.

여러 단점에도 불구하고 배리는 나의 별난 식습관을 정상이라고 느끼게 해주었고 그 점은 언제까지나 고마울 것이다. '배리'의 중요성은 얼마나 강조하든 모자라다. 단것을 끊는 것 같은 장기적인 생활 변화를 달성하려면 배리 같은 사람이 보살펴주고, 절친이 되어주고, 설탕을 끊는 일에 어떤 결정을 내리든 지지해주고, 아무에게도 당신이 뭘 하는지 말하거나, 동네방네 떠들며 설탕 끊기의 전도사가 되라고 시키지 않아야 한다. 함께 실천에 옮긴다면 이상적이겠지만, 그게 아니라면 그저 당신의 결심을 훼방 놓지 않으면 된다. 그렇게 간단한 일이다.

나는 다른 멘토들도 알게 되었다. 비록 저설탕 생활방식을 시작하고 몇 달 후에야 홀리 파넷을 만났지만, 우리는 금세 친구가 되었다. 일주일에 한 번인 개인 트레이닝 수업 동안 우리는 인생, 일, 사랑과 영양에 대해 이야기를 했다. 나는 그녀에게서 많은 것을 배웠는데 그중에는 뭘 먹고 먹지 않느냐에 대해 너무 빡빡하게 굴지 않아야 한다는 것도 있었다.

또 작년에 《깨끗하고 날씬한 다이어트》시리즈의 저자인 제임스 듀이건을 만났고 그는 내가 보디즘에서 개인 트레이너들과 운동할 수 있게 해주었다. 그건 인생의 작은 전환점이라 할 만했다. 보디즘은 제임스의 '깨끗하고 날씬한' 프로그램을 따르는 친절하고 아름다우며 건강한 이들로 가득한 헬스장이다. 그들과 함께 시간을 보내면서 공동체 의식을 느꼈고 덕분에 나와 같은 믿음을 가진 이들이 많으며 내 식이요법이 이상하지 않다는 것을 확신하게 되었다.

하지만 앞서 언급했듯이, 가깝고 소중한 이들의 반대에 부딪힌다면 생활을 전면적으로 바꾸기란 상당히 힘들다. 아만다가 이런 상황을 한마디로 정리해주었다.

"건강하다고 사람을 비판하는 것은 문화에 따른 특성입니다. 나는 미국에서 막 돌아온 참인데 당연히 그 나라의 모든 지역에서 똑같진 않겠지만 로스앤젤레스나 뉴욕 사람에게 저설탕 생활을 실천 중이라고 말하면 찬사를 받을 거예요. 런던에서는 그렇지 않죠. 영국인들의 사고방식은 이런 일에 있어선 아주 뒤쳐져 있어요. 사람들에게 건강해지라고 격려하는 건 영국의 국민성이 아니죠. 운동선수라거나 그럴 만한 이유가 있을 때에만 그게 허용되는 듯해요. 그 외의 경우엔 건강을 위해 노력하는 모습을 드러내면 '지나치게 애쓰는' 사람들에 대한 국민적인 반감을 건드리게 되죠. 누가 다이어트를 잘하고 있다면 '그래, 근데 걔 얼마나 말라깽이 됐는지 봤어?' 같은 말을 주위에서 수군거리기 일쑤죠."

친구들과 만나서 시간을 보내는 방법도 변해야 한다. 아마도 세상에서 가장 건전한 일처럼 들릴지 모르겠지만 나는 자주 가까운 사람들과 함께 운동 수업에 참석한다. 케이티와 나는 요가와 필라테스 수업을 같이 듣는다. 예전에 우리는 케이티네 집 맞은편에 있는 펍에 앉아 저녁을 보내곤 했다. 제인과 나는 가끔 테니스를 친다. 동창 줄리와의 브라이튼 근처 허름한 펍 순례는 바닷가 산책으로 바뀌었다. 마야와 나는 이스트 런던을 활개 치며 다니는 것 대신 저녁식사를 하고 영화를 본다. 먹고 마시기는 여전히 내 인생의 중요한 부분이지만 이제 다른 것들도 자신의 자리를 차지하게 되었다.

부분적으로는 나이를 먹어서 그런 것도 있다. 30대 중반이 되면 클럽에서 제일 나이 많은 사람이 되는 건 사양하고 싶어진다. 숙취도 이제 점심 전에 그냥 사라지는 일이 없다. 하루 종일(어쩌면 이틀) 간다. 내 친구들 대부분은 어린 자녀들을 두고 있어서 밤 외출을 줄이게 되었다. 그 친구들이 거하게 놀고 싶다면 나한테 연락하지는 않겠지만 그렇다고 해서 내가 친구들과 만나지 않는다는 뜻은 아니다.

실천한 지 2년이 지나고 내가 저설탕 생활에 대해 그렇게 많은 기사를 썼는데도 불구하고 마치 한때의 변덕이기라도 한 것처럼 저녁 자리에서 사람들이 "아, 너 아직도 저설탕 그거 해?" 하고 말하는 경우가 종종 있기는 해도, 왜 하는지 이유를 묻는 경우는 드물다. 일단 더건강하고 좋아 보이기 시작하면 이유는 자명해지기 때문인 듯하다.

그럼 비협조적인 사람들을 상대하는 최선의 방법은 무엇일까? 예를 들어 누군가 내게 케이크를 먹으라고 설득한다면 '당신도 설탕을 포기하고 싶은데 너무 겁이 나나 보네요'라고 말할 수 있다. 그런 정면대립을 감당할 자신이 없다면 당신의 변화를 받아들이거나 적응하기 어려워하는 친구나 주위 사람들을 다루는 데 도움이 될 팁 세 가지를 아만다가 알려줄 것이다.

"비협조적인 사람들을 다루는 방법에는 세 단계가 있어요. 1단계는 지인들, 가까운 친구는 아니지만 어울려 다니는 사람들 대상이죠. 만난 자리에서 그 사람들이 당신의 선택을 비판하거나 뭐라고 한다면 그냥 이 정도로 말하기를 권합니다. '난 현재 이걸 하기로 정했고 오늘은 특별한 날이니 지금 그 이유를 가타부타 따지고 싶지 않지만 네가 정말 관심 있다면 나중에 기꺼이 들려줄게.' 군이 딱딱하게 할 필요는 없고 미소를 짓되 확신을 갖고 말하세요. 2단계는 가까운 친구들 대상입니다. 설탕 끊기든 금연이든 당신의 목표를 친구들이 긍정적으로 받아들여주지 않는다면 일대일로 접근하세요. '내가 지금 뭘 하고 있는지 그리고 그 이유에 대해 얘기 좀 들어볼래?'라고 말하세요. 일단 친구와 마주 앉아 솔직하게 터놓고 건강이든 체중 감량이든 피부 개선이든 당신이 이루고자 하는 바를 설명하면 대다수 사람들은 엄청나게 협조적이 될 거예요. 그런데도 친구의 태도가 변하지 않는다면 그 우정을 지속하고 싶은지, 그 친구가 당신을 진정으로 위하는지 생각해봐야겠죠. 친구라면 진짜 서로의 결정을 존중할 줄 알아야 해요. 특히 건강을 위한 변화처럼 숙고 끝에 이성적인 결정을 내린 거라면요. 3단계는 함께 사는 가족들입니다. 그들이 협조적이지 않다면 왜 이걸 하는지, 어째서 당신에게 중요한지 여러 번 설명해야 할 수도 있어요. 변화를 결심했을 때 바꿀 수 있는 대상은 자신뿐임을 명심하는 것이 중요해요. 다른 사람이 저항한다고 그들의 사고방식을 하룻밤 사이에 바꿀 수는 없지요. 유일한 방법은 일관성 있고 단호하게 나가는 것뿐이에요. 이유를 설명할 때 감정적이 되거나 눈물을 터트리지 않도록 하세요. 당신이 변화를 시도 중이고 가족이나 연인이 받아들이기 힘들어한다면 '이건 스스로를 위해 내가 내린 결정이야'라고 말하고 당신이 독립적인 성인임을 상기시키세요. 그들에게 바라는 건 당신의 결정에 대한 존중뿐입니다. 하지만 이런 대화를 몇 번은 나누어야 먹혀들 수 있다는 걸 기억해두세요."

자녀가 있다면 문제는 좀 더 복잡해진다. 아만다의 말에 따르면 섬세하게 접근할 필요가 있다고 한다.

"혹시 설탕을 줄이려는 사람에게 아이가 있다면 그 이유나 결정을 시시콜콜 이야기하지 말라고 권합니다. 절대 설탕을 악으로 매도하거나 호들갑 떨진 마세요. 음식은 그냥 음식이에요. 그저 연료죠. 단것에 감정을 결부시켜서는 안 되는데 그런 경우가 상당히 많아요. 균형을 찾으세요. 음식에 대한 건강한 자세는 음식을 매도하는 것이 아니라 적당히 도를 지키는 거예요. 만약 이야기를 나누게 된다면 늘 건강 관점에서 말하고 외모 측면에서 접근해선 안 됩니다. 아이들에게 어느 음식이 건강에 좋고 왜 그런지 가르치는 건 물론 좋은 일이지만 '나쁜'이란 단어는 쓰지 않도록 하세요. 대신 '건강한 선택'과 '덜 건강한 선택'이란 표현을 쓰세요."

세계 최고의 의지와 주위의 전면적인 협조를 받는다 해도 새로운 식습관을 유지하기 힘들 때가 있을 것이다. 다음 장에서는 새로운 저설탕 생활방식을 유지하는 방법에 대해 이야기하겠다.

# 9장

—

## 저설탕 생활 유지하기

'이따금 저설탕 생활에 실패해도 크게 상관없다.
대신 바로 자신의 궤도로 돌아와야 한다.'

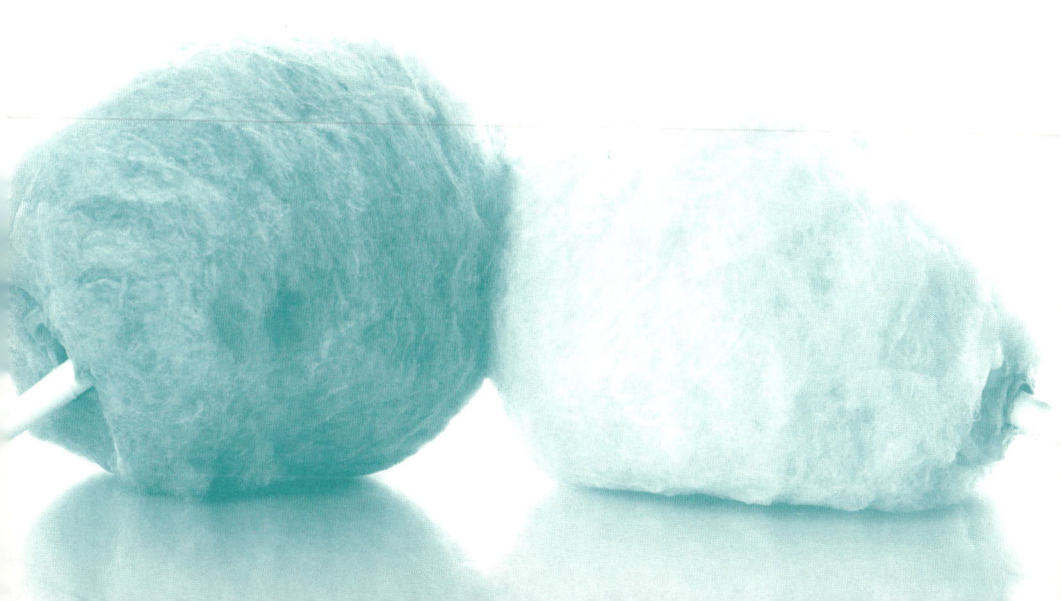

# 어제 나는 런던 번화가의 카페에 앉아

스크램블 에그, 훈제연어와 버섯을 먹으며 흘러가는 세상을 구경하고 있었다. 원래 이 책 작업을 하려던 참이었지만 잠깐 쉬고 운동 다녀와서 점심을 먹기로 결심했다. 날씨가 눈부셨다. 사람들이 집에서 나와 오랜 겨울 끝에 굴 밖으로 나온 두더지마냥 햇살에 눈을 깜박이고 있었다.

평소 습관대로 미적미적 시간을 보내는 사이, 한 여성이 들어와 내 옆 테이블에 앉았다. 우리 앞의 창문 안 선반에는 브라우니, 트리클 타트, 머랭과 커다란 케이크가 한가득 놓여 있었다. 나는 당연히 그걸 너무 오래 쳐다보지 않으려 했다. 종업원이 오자 그 여자분은 친구를 기다리고 있다며 잠시 후 주문하겠다고 했다. 일행이 오자 음료를 시키고 케이크를 먹겠느냐고 물었다. 나중에 온 친구는 부활절에 여행을 갈 예정이라 먹는 걸 조절 중이라며 사양했다. 하지만 여자분은 끄떡하지 않고 밀어붙였다.

"그럼 뭔가 나눠 먹을래?"

친구가 다시 아니라고 사양했다. 처음에 온 여자분은 쯧쯧 혀를 차며 또 뻔한 말을 덧붙였다.

"나 혼자 다 먹으려니 좀 그런데 브라우니 작은 걸로 같이 먹자."

결국 다이어트를 하는 친구는 두 번의 단호한 거절을 받아들이지 않는 위압적인 친구에 밀려 마지못해 고개를 끄덕이고 말았다.

이 이야기를 하는 이유는 이 장의 내용이 거절과 저설탕 생활을 유지하는 방법에 대한 것이기 때문이다. 세상에는 맛있는 것이 참 많기도 하다. 케이크, 과자, 감자칩, 과일맛 요거트, 초코바, 탄산음료, 술, 과일, 스무디, 밀크셰이크, 파스타, 아이스크림, 하얀 쌀밥, 감미료, 빵, 케첩, 익힌 콩요리, 패스트리, 각설탕, 즉석식품, 말린 과일, 꿀, 시리얼, 푸딩, 사탕, 소스, 과실액, 테이크아웃 커피, 아가베시럽, 피자, 잼, 처트니과일, 설탕, 향신료 등을 이용한 소스-옮긴이….

당장 머리에 떠오르는 것만 해도 이 정도다. 모양도 재료도 엄청나게 다양한데 한 가지 공통점은 다들 맛있어 보인다는 것이다. 영국에서 이 책을 읽고 있다면 분명 고개를 끄덕일 것이다. 영국인들은 매년 거의 6백만 리터의 단 음료수를 소비한다. 그리고 초콜릿도 있다! 조사에 따르면 영국인들은 2012년 1인당 9.5킬로그램에서 11킬로그램의 초콜릿을 먹었다고 한다. 1년에 한 사람당 보통 사이즈의 판 초콜릿을 211개 먹어치웠다는 뜻이다. 이로 인해 스위스와 아일랜드 다음으로, 전 세계 소비량 3위를 차지하게 되었다.

너무도 좋아하던 음식을 포기하기란 끔찍한 일처럼 느껴지지만 그렇더라도 지금처럼 단것을 자주 먹어선 안 된다. 그저 하는 소리가 아니다. 틀림없이 세계보건기구에서는 모든 사람이 설탕 섭취량을 절반으로 줄여야 한다고 권고할 것이다. 세계보건기구는 설탕이 우리를 뚱뚱하고 병들게 하며, 치아를 썩게 한다고 말한다.

멀쩡한 정신상태라면 단것을 줄이는 일을 좋아할 사람은 거의 없을 것이다. 설탕을 줄였을 때 얻을 수 있는 그 모든 이점을 아무리 떠올려 보아도 쉽게 발을 내딛을 수 없는 험난한 여정이다. 순간의 만족을 버리고 장기적으로 한결 좋아진 피부를 얻기 위해서는 아침 과일주스와 시리얼을 끊어야 한다. 동화나 영화같이 짠하고 변하는 게 아니라 정말 실질적이고 작은, 매일매일의 실천과 마주해야 하는 것이다.

변화에는 단계가 있다고 아만다 힐스는 말한다.

"변화 모델이라는 게 있는데 어떤 종류의 변화에든 적용 가능해요. 30여 년 전, 알코올중독 연구자인 카를로 디 클레멘테와 J. O. 프로체스카가 생활에 뭔가 변화를 가져오려는 사람들은 행동 변화에 앞서 모두 이러한 단계를 거친다는 것을 발견했습니다. 그래서 변화 모델 단계라고 하는 거죠. 맨 처음은 '심사숙고 이전' 단계입니다. 예를 들어보죠. 나는 원래 담배를 아주 가끔 피웠는데 그러다가 요가를 하게 되었어요. 내 몸에 집중하고 심호흡을 하라는 말을 듣고 따라하다가 건강한 폐와 이렇게 잘 기능하는 몸을 갖고 있다니 얼마나 운이 좋은 가 생각했죠. 물론 담배에 타르가 들어 있다는 건 진작 알았지만 요가 중에 내 폐에 쌓여가는 타르를 떠올린 거예요. 내 심사숙고 이전 단계는 '우엑, 이제 담배는 피우고 싶지 않아'였지요. 설탕 섭취량을 줄이고 싶은 사람이라면 설탕이 어떻게 체내에서부터 피부를 늙게 하는지, 호르몬을 엉망으로 흩트려놓는지 생각해보면 되겠죠. 나이를 먹어갈수록 체중이 늘거나, 병에 걸린 본인의 모습을 상상할 수도 있고요. 이 단계는 포기할 준비가 되었다는 뜻은 아니지만 자각이 드러나는 거예요."

여러분은 당연히 이미 심사숙고 이전 단계를 거쳤기에 이 책을 읽고 있을 것이다. 내게 있어 심사숙고 이전 단계는 아주 빨리 일어났다. 말 그대로 몇 시간 만에. 식단에 대해 생각하다가 섭취하던 설탕의 양을 깨닫고 형광등에 불이 번쩍 들어오는 것 같은 기분이었다. 내가 몸으로 느끼고 거울을 볼 때 발견하는 많은 부정적인 증상에 설탕이 일조하고 있는 게 아닐까 하고.

"두 번째 단계는 '심사숙고'입니다. 앉아서 변화 가능성을 고려해보고 그걸 끊으면 어떨까 생각하는 거죠. 머릿속으로 여러 상황을 떠올려봅니다. 설탕을 끊는 게 가능할까? 잠재의식에서 설탕을 끊은 특정 상황에서의 자신을 그려보게 됩니다. '술을 안 마실 수 있을까? 정크 푸드를 안 먹을 수 있을까?' 머릿속에서 거의 역할극을 전개하며 어울리기에 가장 좋은 사람이 누구일지, 당신의 금주를 제일 잘 참아줄 사람이 누구인지, 누구를 또는 어떤 곳을 피해야 할지 생각하지요. 예를 들어 '음, 내가 X와 Y하고 만나면 걔들은 술을 안 마시니 괜찮을 거야. 하지만 Z는 진짜 놀기 좋아하니까 좀 힘들겠지'라고 떠올리는 거죠."

독일 맥주 축제에 못 가고 친구와 바닷가에 앉아 마시는 맥주도 끝이라는 생각에 슬퍼졌다는 얘기 기억하는가? 전문가들은 삶에 변화를 가져오고자 하는 많은 이들이 머릿속에서 현실보다 훨씬 부정적인 시나리오를 그린다고 말한다. 장점은 과소평가하고 단점은 과대평가한다.

정말 원한다면 친구와 바닷가에서 맥주를 마시지 못할 이유는 없다. 설령 나는 맥주를 마시지 않아도 친구와 바닷가에 앉아 기억에 남는 즐거운 시간을 보낼 수는 있다. 열여덟 살 때부터 설탕을 끊기로 결심한 서른세 살까지 15년 동안 술을 마셔왔지만 독일 맥주 축제에 간 적은 없다. 정말 가고 싶어 한 게 아니었기 때문일 것이다. 애초에 왜 심사숙고 단계 때 그걸 아쉬워했는지 모르겠다.

"3단계는 '준비'입니다. 시도할 준비를 하는 단계죠. 당장 첫 번째에 성공한다는 뜻은 아니에요. 사실 대개 그러지 못하고 한 번이나 여러 번 실패하기 마련이죠."

충실한 준비는 변화를 성공시키는 비결 중 하나다. 찬장 안 단것들을 모조리 내다버린 것이 나의 준비 단계였다. 나는 힘닿는 한에서 모든 유혹을 치워버렸다. 다음날, 쓰레기통을 뒤져 농축액 병에 든 것을 마셨지만 준비 단계를 시작한 것은 맞다. 전문가들은 이때 친구들에게 도움을 청하도록 권한다. 나는 직장 동료들에게 내가 하려는 변화에 대해 말했고 그들은 내가 흐트러지지 않도록 도와주었다.

"다음은 '행동'이죠. 따로 설명이 필요 없는 단계. 하나씩 단계를 밟아왔으니 이제 설탕을 끊거나 금연에 들어가는 겁니다."

행동 단계는 변화를 시작한 후로 최대 6개월까지 지속된다. 전문가들은 이것이 좋은 변화라는 확신을 강화시키기 위해 자주 스스로에게 보상을 해주어야 한다고 믿는다. 서서히 드러나는 새롭고 건강한 자신도 보상이 될 수 있다. 이건 너무 건전하다 싶으면 내가 했던 대로 하면 된다. 자신에게 새 옷을 상으로 주는 것이다. 나는 늘 쇼핑광이었다. 열세 살 생일 때에는 선물로 돈을 달라고 해서 하루 날을 잡아 나탈리, 엄마, 그리고 우리를 컨버터블 지프에 태워준 엄마 친구 크리스까지 해서 길퍼드로 향했다. 거기서 캘빈 클라인 반바지와 어울리는 조끼, 베네통 가방에 돈을 거의 다 썼다. 열두 살 생일 때 부모님을 졸라 머리 파마를 한 것보다는 나은 결정이었다. 워딩 시내의 미용사는 앞머리까지 파마를 해주었다! 말문이 막힐 만큼 놀랍긴 했다, 끔찍하다는 점에서.

예산에 따라 중저가 브랜드든 명품이든 상관없이 새 옷과 멋진 헤어스타일은 근사한 보상일 뿐만 아니라, 딱히 다이어트를 하는 기분이 아니더라도 주 단위로 허리가 쭉쭉 줄어들고 있을 테니 필요한 물건이기도 하다.

"마지막으로 '유지'가 있습니다. 이 단계에 다다르면 성공적으로 변화를 마쳤다는 거죠. 새로운 행동양식을 한동안 유지하여 단것을 모조리 몰아내고 행동을 변화시킨 거예요. 하지만 이런 후반 단계에서도 무너질 가능성은 있습니다. 우린 인간이니까요!"

변화 모델의 유지 단계는 6개월이 지난 후에야 정말로 시작된다. 그때조차도 전문가들은 유혹 상황을 최대한 피해야 한다고 조언한다. 마트에서 파는 대다수 상품에 다량의 정제당이 들어 있기에 일상적인 장보기조차 저설탕 생활을 실천 중인 사람에게 유혹이 될 수 있다. 마음보다 몸이 훨씬 설탕을 끊기 쉽다는 것은 다들 알 것이다. 앞서 말했듯이 나는 처음 며칠 동안 누가 캔 콜라 마시는 것을 볼 때마다 가서 한 모금만 달라고 애원하고 싶은 마음을 꾹꾹 눌러 참아야 했다. 몸은 진작 설탕에 대한 강렬한 갈망을 포기하고 기력이 솟아나며 체중 감량과 피부 개선이 이루어지는 게 느껴졌지만 마음은 여전히 도돌이

표처럼 설탕에 집착했다. 머리 한구석에서 '자자, 비스킷 딱 한 개만', '케이크 작은 거 한 조각은 별 차이도 없을 거야' 하고 끈덕지게 속삭이는 유혹을 누르기란 힘들다.

하지만 이걸 아는가? 이따금 저설탕 식단에 실패해도(또는 벗어나도) 크게 상관없다. 사실 정말 원하는 것을 소중히 여기며 먹고 자신에게 여지를 주어 별식으로 받아들이는 쪽이 낫다고 생각한다.

설탕 섭취량을 줄이는 여정에서 가끔은 유혹이 뜬금없이 불쑥 나타날 수도 있다. 전혀 예상도 못했을 때, 길모퉁이를 돌다가 민트 초콜릿 아이스크림을 먹고 있는 사람과 마주치면 입가가 움찔거리게 될 것이다. 바로 어제 화창한 봄날 브라이튼에서 내게 벌어진 일이었다. 비록 무너지진 않았지만. 뭔가 단 걸 먹고 싶은 욕구가 슬며시 스며들어오기도 한다. 일, 가족, 친구나 돈 또는 건강상의 압박에 시달리지만 거기에 무너지지 않고 상황을 헤쳐나가려 하는데 어느새 쿵! 마음을 풀어놓고 싶은 욕구가 느껴진다. 누구나 마찬가지다.

끌려도 절대 먹지 않겠다는 식으로 완전히 여지를 두지 않는 대신, 가끔은 단것을 먹을 수도 있지만 그다음 곧장 건강한 식생활로 돌아가면 실제적인 피해는 없을 거라는 태도가 더 도움이 된다. 모든 면에서 너그러운 자세를 유지하자. 나 자신의 절친이 되어주자. 나는 하루는 이걸 먹고, 다음날은 안 먹는 식의 다이어트를 신뢰하지 않는다. 이런 식단은 저설탕 생활에는 특히 통하지 않는데 단것에 대한 갈망을 없애기까지 시간이 제법 걸리기 때문이다. 그래서 나는 일부 사람들처럼 자유롭게 먹는 날을 따로 정해놓지 않는다. 정말로 도움이 되지 않기 때문이다.

설탕 섭취량을 줄인 기쁨을 찬미하는 책을 썼음에도 나 역시 유혹에 무감각하지 않다. 어쩌다 한 번씩 좋은 레드와인 한 잔을 마신다(보존에 사용되는 이산화황이 일반적으로 덜 들었기 때문에 가능한 유기농으로, 없다면 품질 좋은 것으로). 술을 마시는 경우는 직장에서 거지 같은 하루를 보냈을 때나 누구와 싸웠을 때가 아닌 '좋은 상황'에 있을 때로 하려고 노력한다. 음식과의 감정적 연관을 줄이기까지 오래 걸렸기에 또 거기에 붙들리고 싶지 않다.

친구들과 만나거나 저녁 모임에서 내가 가끔 레드와인을 한 잔 마시는 경우 그게 즐겁기 때문일 뿐 다른 이유는 없다. 그 자체가 조금은 자유로운 기분이다. 마찬가지로 어느 날 저녁 베이크드 알래스카스펀지 케이크를 쌓은 위에 아이스크림을 얹고 머랭으로 싸서 살짝 구워낸 디저트-옮긴이를 먹었다고 해도 세상이 끝난 것은 아니다. 하지만 몇 주 동안 저설탕 생활을 하고 나면 그런 건 생각만 해도 이가 아플 거라고 장담한다.

우리는 로봇이 아니니 무너질 때가 있겠지만 거기에 매달리거나 집착하지 말고, 그냥 아이스크림 한 스쿱 먹었다고 해서 지금까지 쌓아온 모든 성과가 무너지지는 않는다는 사실을 받아들이자. 죄책감은 느끼지 말자. 이 책을 읽으면서 여러분이 배웠으면 하는 한 가지는 음식이 감정적이어서는 안 된다는 것이다. 먹고 난 후, 그리고 뭐든 당신이 고른 단것을 즐기고 난 후에는 곧장 저설탕 마음가짐으로 돌아가면 된다.

며칠 또는 그 이상 저설탕 식단에서 벗어나는 것은 바람직하지 않다. 예를 들어 휴가 내내 하루에 세 번씩 단것을 먹어서는 안 된다는 말이다. 나중에 그 금단 과정을 전부 다시 겪어야 할 테니 나라면 사양이다. 그렇게 된다면 어쩔 수 없지만 피할 수 있다면 그게 더 편하다.

이안 마버는 습관적으로 단것을 먹는 것이 문제라고 말한다.

"앞서 설명한 대로 단것을 먹고자 하는 생화학적 욕구는 물론 존재합니다. 하지만 설탕에 대한 욕망의 큰 부분은 습관에서 나온다고 생각해요. 만약 2주간 설탕을 전혀 섭취하지 않다가 막대사탕을 먹었다면 정말 끔찍한 느낌일 겁니다. 마치 입안에 열이 확 오른 기분일 걸요. 하지만 이런 종류를 정기적으로 먹는다면 그 감각에 무감각해져요. 일정 기간 설탕 없이 지내면 단것과 달지 않은 것에 대한 인식 자체가 바뀔 겁니다. 예전처럼 즐길 수가 없을 걸요."

이안의 말을 들으니 처음 술을 마셨을 때의 느낌이 생각났다. 어떤 기분이었는지 기억하는가? 나는 아주 어릴 때 아버지의 조정 클럽에서 누군가의 맥주를 한 모금 훔쳐 마신 게 똑똑히 기억난다. 고약한 맛이었다. 어째서 사람들이 저런 걸 큰 잔으로 마시는지 도무지 이해할 수가 없었다. 나는 절대 그럴 일이 없을 거라고 확신했다. 하지만 10년 후, 그건 바로 내 모습이 되었다. 제인이 올해 초 다이어트 콜라를 끊었다가 몇 주 후 다시 맛보았을 때의 경험담도 마찬가지다. 그럼에도 계속 캔 콜라를 마셨다면 틀림없이 곧 익숙해져 다시 즐기게 되었을 것이다.

또 새로운 습관을 만들기가 오랜 습관을 버리기보다 쉽다는 사실을 기억하자. 줄리아 레이튼이 Howstuffworks.com에 썼듯이, 다년간의 반복된 행위를 통해 두뇌에 굳어져버린 행동경로는 쓰지 않으면 약해질 수 있기는 하나 절대 사라지지는 않는다는 것이 연구를 통해 밝혀졌다. 짜증스럽지만 습관이 아주 쉽게 되살아날 수 있다는 의미다. 금연을 해본 적이 있다면 이미 알 것이다.

"습관이나 갈망은 실제 욕구 대상보다 더 큰 힘을 갖고 있습니다. 금전 문제가 복잡한 친구가 있다고 쳐봅시다. 20대 때 신용카드를 한도까지 써버리고 빚을 져 부모님에게 도움을 청하죠. 부모님은 '도와주마. 하지만 이 일로 네가 깨우친 게 있었으면 좋겠구나' 하실 테고 그녀는 깨우쳤다고 대답하지요. 하지만 같은 일을 또 저지릅니다. 그리고 또, 또. 그러면 이 사람의 문제는 돈이 아니라 책임감이나 권리, 성인으로서의 자각 부족 등이라고 추정할 수 있겠죠. 계속해서 부모님에게 돈을 빌린다면 그분들에게 의존한다고 할 수도 있습니다. 음식도 마찬가지로 원하는 걸 먹고 살찌고, 빼고, 또 살이 찌는 과정은 거의 자신에게 상과 벌을 주는 형태입니다. 그로 인해 혼란상태에 붙들린 채 음식과는 별 관계없을 원래 문제에서 벗어나지 못하죠. 무엇을 먹느냐 하는 것은 너무나 많은 측면을 지녔고 생화학적 반응과는 별 관련이 없습니다."

이안의 말대로라면 어떻게 이 함정에서 벗어날 수 있을까? 새로운 습관을 만드는 쪽이 옛 습관을 버리기보다 쉬우니, 가장 쉬운 방법은 언제고 욕구가 느껴질 때마다 써먹을 수 있는 '병렬패턴'을 만드는 것이다. 먼저 무엇이 자신을 자극하는지 파악해야 한다. 오후 4시에 초콜릿이나 단것에 손을 뻗는 경향이 있다면 견과류나 후무스, 채소를 간식으로 준비한다. 감정을 먹는 걸로 해결하는 사람이며 하루의 스트레스를 초콜릿으로 날려보낸다면 대신 스트레스 해소에 도움이 될 운동을 해본다. 2년 전에 내가 이 글을 읽었다면 어이없어하며 '운동은 초콜릿 먹는 거와는 전혀 다르지! 운동은 힘이 들고 초콜릿 먹는 건 안 그렇잖아' 하고 생각했을 것이다. 하지만 운동은 정말로 간식을 대신할 수 있다. 몇 주 동안 계속하면 이러한 병렬패턴이 각인된다. 스트레스를 받거나 따분할 때 단것이 당기던 예전 습관에서 벗어나 대신 운동하러 가고 싶다는 욕구가 생길 것이다.

사실 의존하던 습관에서 벗어나기 위해 노력할 때 한번쯤 무너지는 것도 좋다는 견해가 점차 늘고 있다. 나는 2010년 여름 〈사이콜로지 투데이〉라는 미국 잡지에 저널리스트 캣 맥고완이 기고한 '새로운 끊기 방법'이란 기사를 읽고 처음 이런 견해를 알게 되었다. 맥고완은 당시 미국에는 4천 8백만 명의 과거 흡연자가 있었으며(거기에 현재 흡연자로 인용된 4천 6백만 명보다 2백만 명이 많다), 담배를 끊으려고 한 사람의 60~90퍼센트 정도가 처음 금연을 결심하고 나서 1년 안에 담배를 다시 피운다고 썼다. 알코올 중독자의 약 80퍼센트도 최소한 한 번 이상 치료용 술을 찾는다. 간단히 말하자면 이런 내용이다.

"체중 감량에서부터 약 끊기까지 큰 행동 변화에 있어 처음에 완벽하게 해내는 사람은 드물다. 대부분의 경우 그건 길고 험난한 길이다."

이 글은 '재발은 매우 흔하며 또한 그저 재활로 향하는 길 한가운데 있는 사소한 걸림돌일 뿐일 수 있음을 인지하라'고 말한다. '올바른 방식으로 대처하기만 한다면 재발은 장기적인 성공의 발판이 된다'고도 했다. 그리고 2011년 사망한 시애틀에 있는 워싱턴 대학의 교수이자 《심신자각에 근거한 중독행동의 재발 예방*Relapse Prevention*》의 저자였던 저명한 심리학자 G. 앨런 말라트의 말을 글에서 인용하고 있다.

"그의 초기 혜안 중 하나는 흑백논리적인 사고방식으로 인해 사소한 재발이 큰 일로 번질 수 있다는 것이다. 잠깐 실수한 걸 가지고 많은 이들이 그냥 포기해버린다. 시작한 지 얼마 안 된 금연자가 친구의 담배를 몇 모금 빨았다가 또 한 개피 피우고, 그다음엔 이미 다 글렀다고 생각하고 한 갑을 사버린다. 말라트가 이름 붙인 이 '절제 위반 효과*abstinence-violation effect*'는 뭐든 완벽함에 미치지 못하면 실패라고 여기는 믿음이다. 말라트는 재발을 '패배'보다는 '실수'로 보도록 이끌었다. 죄책감에 빠져 허우적거리는 대신 어떻게 그런 일이 벌어졌는지 분석하고 상황을 세세히 뜯어봐야 한다. 어떤 기분이었는가? 그날 앞서 무슨 일이 있었는가? 누구와 있었는가? '우리는 이것을 새로운 습관을 익혀나가는 과정의 하나로 만들고자 합니다.' 말라트는 그렇게 말했다. 이런 정신자세를 통해 회복 중인 중독자는 어떤 상황에서 재발이 발생하는지 파악하는 방법을 배울 수 있다. 실패 가능성을 염두에 두고 그 너머 드넓은 변화의 지평을 볼 수 있게 된다."

달리 말하자면, 내가 6장에서 언급한 대로 오후 3시에 화이트 러시안 칵테일을 빨대로 마시고 뒤이어 레드와인 한 잔과 마요네즈에 곁들여 칩 한 바구니를 먹었다 해도 세상이 끝난 건 아니라는 것이다. 이제껏 애써온 것을 전부 망쳤다고 끙끙대기보다 과거의 일로 돌리고 앞으로 나아가야 한다.

캣의 글은 재발이 꼭 끝을 뜻할 필요는 없지만 애초에 재발을 방지할 수 있는 대처 전략을 개발하는 것이 낫다는 의미다. '욕구에 대처 기술을 사용하는 사람의 경우 그냥 견뎌내려고 하는 사람보다 유혹에 저항할 가능성이 25배 높다'고 그녀는 썼다.

여기에 그녀가 기사에서 인용한 몇 가지 전략이 있다.

### 계획하기

본인의 습관에 대응하거나 회피할 계획을 세우고 힘든 상황을 예측한다. 평소 초코바를 사던 신문가판대에는 가지 않는다거나 마트를 둘러보는 대신 온라인으로 식품을 주문한다거나 외식을 하러 나간다면 다양한 저설탕 음식을 내놓는 식당을 고르는 식.

### 인지적 속임수 또는 '충동 파도타기'

단것이 당기면 '욕망이 어떻게 치솟았다가 스러지는지 관찰'함으로써 정신적으로 거리를 둔다.

### 의미 있는 인생 목표 개발하기

지금 칵테일 한 잔 대신 올 여름 해변에서 비키니 차림으로 당당히 다니는 걸로 욕구를 바꾸자. 너 건강해지고 야외 활동을 즐길 수 있도록 디저트를 건너뛰자.

또 아만다 힐스가 말한, 마음이 흔들리지 않게 도움이 되도록 취할 수 있는 단계를 명심하자.

"자제의 비결은 동기부여예요. 생활방식을 변화시킴에 따라 외모, 몸 상태, 행동이 나아지거나 다른 면이 좋아진다면 그 자체가 원동력이 되죠. 설탕의 경우 더 활력이 넘치는 게 느껴지고, 체중이 주는 게 보이고, 피부와 눈이 깨끗해지며, 머릿결이 빛나고, 스트레스가 덜 느껴지고 기분이 나아지면 간식 욕구가 그렇게 절실하지 않게 됩니다. 알다시피 인간은 그러한 변화 자체로도 충분한 보상이 되거든요. 이전의 자신으로 돌아가고 싶지 않다는 데서 동기부여를 받게 됩니다. 예를 들어 친구들과 칵테일을 마시러 나갔다가 과음하게 된다면 다음날 아침 깨어나 속이 뒤집힐 거예요. 그러면 끊은 게 옳은 선택이었다는 확신이 강해지는 계기가 될 것이고 효율적으로 옛날과 다른 새로운 보상을 택하도록 바뀌게 됩니다."

이건 나도 공감할 수 있는 이야기다. 비록 열성적인 운동광은 아니지만 운동, 또는 내가 '활동적인 긴장 풀기'라고 부르는 요가, 필라테스, 수영은 이제 내 생활의 중요 요소가 되었다. 전에는 피곤에 젖은 채 깨어나 침대에 누운 채 직장에 정시(뭐 대체로는)에 맞춰 출근할 수 있을 때까지 최대한 오래 버티곤 했지만, 요새는 아침에 일찍 일어나는 게 싫지 않다. 가끔은 약간의 운동과 함께 하루를 상당히 일찍 시작하기도 한다. 일하러 가기 전 헬스클럽에 들르기도 하고 또는 아침 먹기 전 집에서 간단히 유튜브 요가 영상을 따라하기도 한다. 징그러울 만큼 건전하게 들린다는 건 알지만 사실 제법 즐겁다. 물론 가끔은 정말이지 이불 밖으로 나오기 싫을 때도 있지만 일단 일어나면 괜찮다.

무엇보다도 그 1시간으로 하루가 상쾌해진다는 걸 알고 있다.

그리고 그건 목적을 위한 수단이 되기도 한다. 아침에 일어나자마자 뭔가를 하기로 정하면 내가 즐겨 하던 늦은 밤 술자리(이제는 딱히 그러고 싶지도 않지만)를 확실히 끝장낼 수 있다.

의지력이 부족하거나 아침형 인간이 아니라면 누군가 다른 사람과 함께해보자. 나는 가끔 운동 약속을 잡곤 한다. 나를 도와줄 트레이너들이 있는 보디즘 헬스클럽에 가거나, 런던 서쪽까지 차를 몰고 가서 홀리 파넷에게 개인 트레이닝 수업을 받거나, 친구 루스를 만나 이른 아침 자전거를 타거나, 친구 샘과 함께 공원 주위를 조깅한다. 누군가 다른 사람이 나를 만나기 위해 잠자리에서 일어나 나온다고 하면 죄책감에 운동 가방을 챙겨들 수밖에 없다.

결국엔 성공이든 실패든 당신이 주도권을 쥐고 있으며, 단것을 끊음으로써 가장 이득을 보는 사람은 당신 자신임을 기억하자.

# 10장

## 저설탕과 미래

'설탕은 새로운 담배라는 개념이 확산되고 있다.
담배처럼 설탕도 법적으로 규제가 될까?'

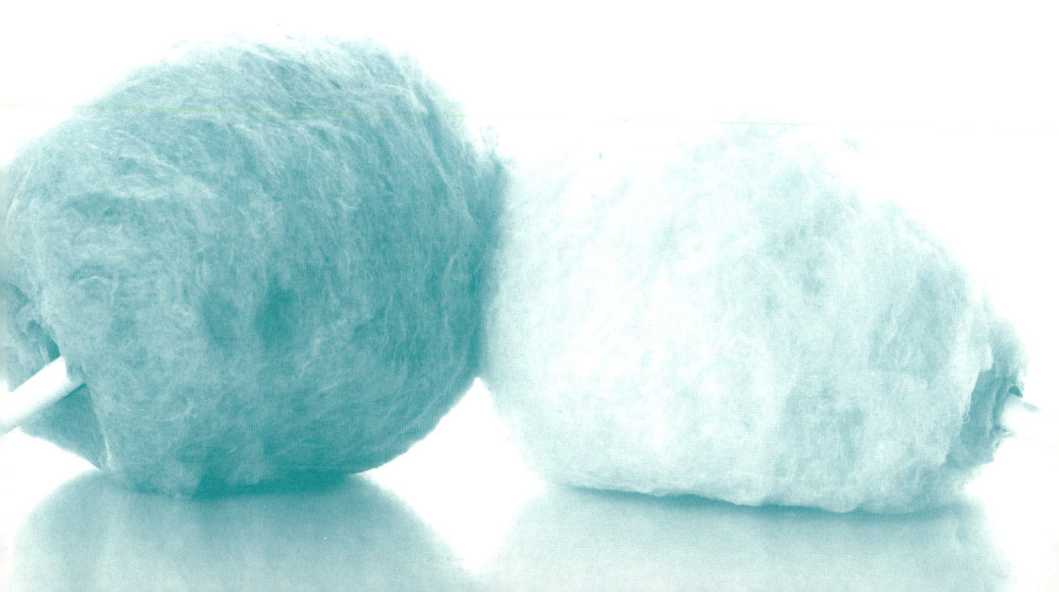

# 요전날 일 관계 식사 자리에서 초면인 여자가

내게 몇 살인지 물었다. 나는 서른다섯이라고 답했다. 그녀는 충격받은 얼굴로 주위를 돌아보며 말했다.

"니콜은 열 살은 어려 보여요. 피부가 끝내주네요!"

물론 상당 부분은 입에 발린 말이고 식당도 상당히 어두웠으니 도움이 되긴 했을 것이다. 내가 실제 나이보다 많이 어려 보이진 않는다고 생각하지만 그래도 우쭐해졌다. 누군가 내 피부에 대해 긍정적인 말을 해주다니, 2년 전에는 절대 없었던 일이다. 오히려 상태가 꽤나 심각해서 울긋불긋 성이 나 있었다.

2012년, 나는 과체중에 불행하고 스트레스에 찌든 우울한 여자로 뾰루지와 나쁜 습관투성이였다. 기력이 딸렸고 툭하면 아팠다. 그게 먹는 음식 때문이라고는 절대 생각하지 못했다. 내 다양한 고질병들을 늘 다른 것 탓으로 여겼다. 종종 일 때문에, 때로는 남자친구와 깨져서, 그리고 심장 문제도 있었고 그 외 딱 집어 말할 수 없는 다른 무엇일 때도 있었다. 내 삶의 모든 부정적인 요소가 내 탓일 리는 없다고 합리화했다. 더욱이 그걸 고치기 위해 내가 할 수 있는 일은 거의 없었다. 연애 문제를 어떻게 하라고? 심장 상태는 의사들이 해결할 문제지. 그리고 집 대출금을 갚으려면 일을 해야 했다. 당시 나는 삶의 무게에 짓눌려 내내 걱정 근심이었고 초조해했으며, 두려웠고 안절부절못했다.

하지만 어느 날 문득 내 인생에 스스로 책임을 지기로 결심했다. 내 인생을 바꿀 수 있는 사람은 나뿐이라는 것도 깨달았다. 그리고 가장 마음에 걸리는 것은 몸무게였다. 비록 인정하는 것보다 더 외모에 신경 쓰긴 하지만 단순히 미적인 이유에서만이 아니라 건강이 걱정되었다. 과체중이 좋지 않다는 건 다들 아는 사실이고 나는 이미 심장 문제가 있다. 그래, 몇 킬로그램 더 나간다 한들 세상이 끝나는 건 아니지만, 국가적으로 비만은 심각한 사회 문제가 되고 있고 그럴수록 이미 허덕이는 국가 의료보험 재정에 가해지는 부담도 커진다.

그래서 내가 먹는 음식을 꼼꼼히 살펴보고 문제를 파악한 후 고치기로 마음먹었다. 내가 성공한 가장 큰 이유가 궁금한가? 간절히 원했기 때문이다. 설탕 줄이기야말로 지속 가능한 건강 개선법이라고 읽었고 무엇보다 계속 건강하게 살기를 원했기에 실패하지 않으려 굳게 마음먹었다. 영양사나 관련 전문가가 아니므로 너무 힘들어서는 안 되고 무조건 외식은 금하는 방법도 싫었다. 당연히 단기적으로 뱃살에만 집중하는 다이어트 역시 싫었다. 그건 지속 가능하지 않다. 저설탕 생활이 나와 잘 맞아야 할 텐데….

그 방법이 통했다!

며칠 만에 결과를 눈으로 확인할 수 있었다. 눈이 맑아지고 빛나게 되었고 허리둘레도 줄었다. 미각과 후각이 예민해지고 피부가 깨끗해졌다. 책을 읽었으니 어떤 일이 있었는지는 여러분도 알 것이다.

나처럼 설탕을 많이 섭취했던 사람이라면 장담컨대 설탕을 줄이고 나면 새사람이 된 기분일 것이다. 몇 주 만에 더 밝고 가볍게 느껴진다. 이 책에서 몸무게에 대해 많이 얘기했는데 2년 전까지만 해도 내가 거의 꺼내지 않던 화제였다. 나는 남자친구나 친구들에게 몸무게 얘기를 절대 한 적이 없는데 자기 외모에 불평을 늘어놓는 사람이야말로 가장 따분한 부류라고 여겼기 때문이다. 게다가 난 엄청나게 뚱뚱하진 않았다. 최고로 나갈 때가 16사이즈허리 약 33인치 정도에 해당한다-옮긴이였는데 나처럼 키가 178센티미터면 나름 나쁘지 않게 소화해낼 수 있다. 심지어 여러 해 같이 산 사람들에게도 나는 겉으로는 자신 넘치는 태도를 절대 무너뜨리지 않았다. 가족과 나 자신을 제외한 모든 사람들을 속였다.

당을 끊는다는 것은 생활 전체를 바꾼다는 뜻이었다. 나 자신은 여전히 같은 사람이지만 예전과는 다른 버전이다. 좋아졌다거나 나빠졌다는 차원이 아니라 확실히 다르게 변했다. 그리고 훨씬 행복하다.

무슨 괴상한 신앙 권유처럼 들리겠지만 한 번 물어보겠다. 아프고 피곤하고, 나쁜 피부와 호르몬 문제가 지겨운가? 영 꼼짝달싹하지 않는 몸무게를 좀 빼고 싶은가? 내 예전 식단과 비슷하다면, 달리 말해 아침으로는 달콤한 시리얼과 주스, 점심은 빵이나 밥, 저녁으로 파스타에 달콤한 간식 두어 번도 빼먹지 않고 먹는다면 어떻게 해야 할지 알 것이다.

하지만 기적의 치료법은 없다. 원칙에 충실하자. 재료를 사 식접 음식을 만들고 단백질을 더 섭취하라. 달걀과 그걸로 만들 수 있는 온갖 맛있는 것들을 사랑하자. 마트를 둘러보고 새로운 재료를 사보자. 메밀은 도대체 뭐고 어떤 맛이 날까? 코코아닙이란 게 세상에 있는 줄

누가 알았을까? 아몬드 버터나 무가당 땅콩버터는 어떤 맛일까? 호두만큼 크고 에메랄드 녹색에 버터처럼 풍부한 맛인 퀸올리브는 미각을 살려주며 검은콩은 으깨어 케이크를 만들 수도 있다. 이 새로운 변화를 귀찮은 일이 아니라 세상을 다르게 살아볼 기회로 여기자.

좋은 소식만 있지는 않다. 저설탕 생활은 돈이 많이 들 수 있다. 레토르트와 간편식품은 전반적으로 싸고, 특히 한 사람 분을 차린다면 더욱 그렇다. 하지만 저설탕 생활이라고 비쌀 필요는 없다. 홀리의 타카달링6장 참고은 4인분을 만드는 데 7파운드도 안 든다. 친구를 초대해 같이 먹어도 좋고 저녁에 먹고 다음날 점심으로 싸갈 수도 있다. 유기농 육류가 너무 비싸다면 방목 육류를 사자. 그것도 힘들다면 뭐든 형편이 되는 것을 사라. 최선을 다하라. 아무도 뭐라 하지 않는다.

말이 나왔으니 우정에 대해 얘기해보자. 2년 동안 내 친구들은 전반적으로는 아주 협조적이었다. 그렇지만 여전히 내가 설탕을 거의 먹지 않는다는 것에 놀라곤 한다. 저녁을 먹으러 나갔는데 내가 와인을 사양하거나 먹음직스런 흰 빵 바구니를 피하면 친구들이 놀라며 묻는다.

"너 아직도 설탕 안 먹어?"

하지만 달라진 게 있다. 요즘은 거의 늘 감탄이 뒤에 붙는다.

"대단하다, 정말 잘 지켜왔네."

"나도 할 수 있으면 좋겠네."

좋은 소식은 점차 많은 이들이 저설탕 생활을 실천에 옮기고 있다는 것이다. 〈데일리 메일〉지는 올 봄 소비자들이 장을 볼 때 더 건강에 좋은 저설탕 식품을 구매할 수 있도록 식품에 든 설탕 양을 표시한

가이드북을 무료로 제공하기도 했다. 마치 나라 전체가 우리가 구매하는 것들에 불필요한 당이 얼마나 첨가되어 있는지 갑자기 깨닫고 충격받았다는 느낌이다.

얼마 전까지만 해도 사람들은 펍이나 식당에서 금연을 해야 한다고는 상상조차 못했다. 직장인들이 출근 지하철에서 담배에 불을 붙이거나 비행기의 '흡연석'에 앉아 휴가를 가던 그 시절에는 뻐끔뻐끔 연기를 피워 올리는 일이 사회적으로 용인되었다. 정부나 규제, 입법자들이 간섭할 수 있는 영역이라는 생각 자체가 아예 없었다. 2003년 내가 처음 신문사에 취직했을 때만 해도 언론인들은 오후 6시 이후엔 자기 자리에서 담배를 피울 수 있었다(6시 전에는 계단에서만 가능했다). 영국에서 흡연은 개인의 권리로 흡연에 대해 뭐라 하는 사람은 타인의 자유를 축소시키고 싶어 하는 참견꾼, 자기 일에나 신경 써야 마땅할 건강 광신도로 비난받았다. 흡연자와 간접흡연 피해자들에게 막대한 건강상의 위험이 있음이 분명하게 증명되었는데도 입법자들은 흡연에 제한을 가하는 일을 오랫동안 피해왔다. 그러다 2007년, 마침내 정부는 영국 내 공공장소에서의 흡연 규제를 실행했다. 혜택은 오래지 않아 나타났다. 흡연율이 엄청나게 줄어들었고 심장과 천식 발작으로 병원에 입원하는 환자의 수도 상당히 감소했다.

요즘에는 금연 바와 식당이 일반화되었다. 쇼핑몰에서 담배를 피우고 싶어 하지도 않는다. 밤 외출 후 집에 돌아와 보니 옷에 담배 냄새가 너무 배어 곧장 세탁기에 집어넣던 시절도 잊혀졌다. 택시 기사는 손님의 의사와는 상관없이 담배를 뻐끔뻐끔 피워댈 수 있다는 생각을 떠올리지도 못한다.

몇 년 전, 스위스 베르비에에서 스키 학교를 운영하는 친구 가이와 토비를 만나러 갔다. 그곳은 천국 같은 산기슭 마을로 스위스 알프스 해발 1500미터에 위치해 있다. 고도가 높아 공기가 맑고 상쾌하며 겨울에는 춥고 정신이 번쩍 든다. 그러니까 담배가 유행에서 사라지기라도 할 듯이 마구 피워대는 사람들로 가득한 실내로 들어가기 전까지는 말이다. 눈이 따끔거렸다. 공기가 어찌나 탁하던지 머리가 아프고 숨이 막혔으며 숙취라도 겪는 기분이었다. 스키 슬로프에서 하루를 보내고(말 그대로 슬로프에서 일어나려 애쓰다 넘어지기를 반복하며 대부분의 시간을 보냈다) 다음날 저녁 내 방문을 여니 방구석 의자에서 독한 담배 냄새가 풀풀 났다. 전날 밤 입은 옷을 둔 곳이었다.

가장 마지막까지 버텼지만 스위스 역시 이제 공공장소에서의 흡연을 금지했다. 아직 담배를 피우는 내 친구들조차 공익을 위해 규제해야 한다는 인식을 완전히 받아들였다.

담배처럼 설탕 판매도 마찬가지로 결국엔 규제될까? 설탕 섭취량을 절반으로 줄여야 한다는 세계보건기구의 권고에 대해선 앞서 언급했다. 이는 하루 필요 열량의 겨우 5퍼센트만 설탕을 통해 섭취해야 한다는 의미다. 하루에 위를 평평하게 깎은 설탕 6작은술 정도에 해당한다. 아이들의 경우엔 더 줄어든다.

이 글을 쓰는 현재, 2014년 3월에 'sugar is the new tobacco'(따옴표를 사용하면 개별 단어가 아니라 정확한 전체 문구로 검색된다)를 인터넷에 쳐보니 459,000개(약 46만 개!)의 결과가 나왔다. 여러분이 언제 이 책을 읽든 검색을 해보면 더 많으리라 장담한다.

서구 정부가 식품이 설탕범벅이 되도록 방치하는 이유가 국민들을 더 행복하게 해서 다루기 쉽게 만들려 하기 때문이라는 이론을 퍼트리는 음모론자가 많다. 최근 몇 년 사이 잘 알려진 설탕 관련 권위자들은 아이들에게 있어 설탕은 담배와 마찬가지라는 말도 했다. 그들은 종종 잘못된 생각을 지닌 유언비어꾼으로 매도된다.

일부 의학기관과 식품업계로부터 비판을 받아온 캘리포니아 대학 소아 내분비학 전공 로버트 러스티그 교수는 반 설탕 운동의 선봉장이다. 그의 저서《단맛의 저주》가 2012년 말 출간되었을 때 전 세계적으로 주목받았고 90분 강의 〈설탕: 그 씁쓸한 진실〉은 유튜브에서 450만 이상의 조회수를 기록했다.

그러나 쏟아지는 찬사에도 불구하고, 설탕이 사람들을 살찌우고 이를 썩게 할 뿐만 아니라 여러 만성질환과 심장병, 암, 알츠하이머와 당뇨병 등을 유발한다는 그의 주장에 식품업계와 의료계 상당수는 격렬한 반박을 하고 있다. 설탕은 중독성이 있으며, 액상과당 형태일 때는 공복감을 감소시키는 렙틴 호르몬을 억눌러 결과적으로 미처 의식하기 진에 과식하게 만든다.

러스티그 교수가 가장 유명하기는 해도 최초의 설탕 회의론자는 아니다. 영국인 교수 존 유드킨은 현재 과잉 당 섭취에 따르는 위험에 '선지자적인' 경고를 했다고 평가되는《설탕의 독 Pure, White and Deadly》을 1972년 출간했다. 그는 우리를 뚱뚱하고 병들게 하는 것은 지방이 아니라 설탕이라고 주장했다. 식단에서 지방을 제거하고 대신 저지방 식

품(상당수가 설탕으로 맛을 낸)을 먹어야 한다던 당시의 새로운 영양 조
언과 정면으로 배치되는 이론이다. 당연히 유드킨은 식품업계의 조직
적인 공격 대상이 되었다. 《설탕의 독》 출판은 유드킨의 커리어를 치
명적으로 끝장내버렸다. 하지만 그 책은 최근 러스티그 교수의 서문을
곁들여 재출간되었다.

비록 유드킨 교수는 살아서 볼 수 없었지만 분위기는 반전되었다.
사람들은 점차 러스티그 교수의 말대로 '지방 때문이 아닙니다, 여러
분. 지방 탓이 아니에요'를 깨달아가고 있다.

2014년 3월, 세계보건기구의 영양 담당자 프란체스코 브랑카는 〈데
일리 메일〉 지에 설탕은 종종 비만으로 연결되며 전 세계적으로 5억
명의 사람들에게 영향을 미쳐 이제 담배만큼이나 위험하다고 말했다.
체중 증가(특히 어린이들)는 설탕이 가미된 음료와 관련이 있을 수 있
다. 그녀는 탄산음료는 아이들의 하루 설탕 섭취량을 넘어서게 만드는
주범인 경우가 흔하니 조심해야 한다고 조언했다.

세계보건기구의 권고안은 확정된 것은 아니다. 이 새로운 권고안을
지지해줄 패널과 전문가협의회가 필요하다. 하지만 같은 달, 〈타임스〉
지에 영국 정부의 최고 의료 책임자 데임 샐리 데이비스는 과일주스,
스무디, 탄산음료가 '대단히 칼로리가 높다'는 걸 사람들이 미처 깨닫
지 못하고 있으며 이런 음료를 적당히 섭취해야만 한다고 말했다. 데
임 데이비스는 새로운 연구를 통해 설탕의 중독성이 밝혀질 것이라
확신하며 정부의 규제를 촉구했다.

"과학이 설탕의 중독성을 밝혀내리라 생각합니다. 우리에겐 설탕

교육 프로그램이 필요하며 설탕세를 도입해야 할지도 모릅니다."

이 세금은 국가적인 비만 위기에 따른 건강상의 문제를 해결하는 데 쓰일 것이다. 옥스퍼드 대학과 리딩 대학의 조사에 따르면 20퍼센트의 설탕세가 붙는다면 영국 비만인구가 18만 명 줄어들 것이라고 한다.

자, 설탕 섭취량을 상당히 줄여야 한다는 발상은 대세가 되었다. 이 제는 건강 과잉 염려증이나 영양학자들만의 전유물이 아니라 가장 중요한 단체의 권고안으로 나왔고 오래지 않아 영국 정부가 나서게 될 가능성이 매우 높다.

식품에 함유된 설탕 문제는 2015년 선거에 나설 정당들의 정치적 이슈가 될 것으로도 보인다. 노동당은 이미 아동 대상 식품의 설탕, 소금, 지방의 최대 함유량에 제한을 두는 방안을 고려 중이며 보수당은 소금처럼 식품업계가 협력하여 자발적으로 설탕 양을 줄이게 할 것이라고 주장했다. 물론 몇몇 정치인들의 '국가의 간섭' 운운하는 발언도 존재한다.

나는 설탕이 건강에 미치는 영향을 우려하는 18명의 전문가들로 이루어진 '설탕에 대한 행동'Action on Sugar의 회장이자 심장 전문의인 그레이엄 맥그리거 교수와 이야기를 나누었다. 그들의 목표는 식품업계, 정부와 협력하여 가공식품 속 설탕의 양을 줄이는 것이다. 이미 '소금과 건강에 대한 일치된 행동'Consensus Action on Salt and Health 단체 활동으로 소금 함량에 있어서는 목표를 달성했다.

"우리는 사람들이 고통받거나 일찍 죽는 일을 방지하려고 행동에 나섰습니다. 특히 심혈관 질환과 암의 주된 원인은 식단과 흡연입니다. 식단에서 중요한 세 가지 요소는 먼저 소금으로, 소금은 혈압을 올리며 고혈압은 현재까지 전 세계에서 가장 높은 사망요인입니다. 두 번째로, 포화지방은 콜레스테롤을 올리죠. 올리브오일 한 큰술은 칼로리 측면에서 사과 네 개와 맞먹습니다. 마지막으로 당이 있습니다. 수천 년 전까지 아무도 식사에 소금을 넣지 않았고 설탕도 마찬가지였죠. 수백 년 전 노예 노동으로 값싸게 만들어지기 전까진 음식에 넣지 않았어요. 설탕은 식단에 불필요한 열량 공급원입니다. 우리는 설탕을 먹고 있다는 걸 의식하지 못하며, 먹고 나서는 거기에 만족하지 못하죠. 설탕은 비만을, 간접적으로 당뇨병을, 또 치아 부식을 유발시킵니다. 우리 단체는 처음에 식품업계들이 천천히 식품에서 소금을 줄이도록 했지요. 슈퍼마켓에서 구매하는 식품에 든 소금 분량은 이제 대략 30퍼센트 감소했습니다. 하지만 아무도 알아채지 못했죠. 설탕도 마찬가지로, 식품업계와 협력해 아무도 깨닫지 못한 채 천천히 줄여나갈 수 있어요. 공공보건 측면에서 보면 전체 국민들의 건강을 증진시키니 훌륭한 아이디어입니다. 같은 식품을 구매하지만 덜 먹게 되는 겁니다. 대중은 미묘한 차이를 감지하지 못하고 우리도 나서서 '이 제품에는 소금이 적게 들었습니다'라고 말하고 다니지 않죠. 그럼 안 살 테니까. 설탕의 경우엔 사람들이 더 의식하고 식단에서 줄이는 것에 민감하니 좀 다르겠지만, 우리는 역시 아무에게도 말하지 않고 드러나지 않게 그냥 하려고 합니다. 식품업계가 일반 음료수에서 설탕을 10퍼센트 줄이고 1년 후 또 10퍼센트를 줄이고, 다음 해에 다시 10퍼센트를 줄이면 3년 동안 전 세계적으로 음료수에 함유된 당류를 총 30퍼센트 감소시킬 수 있습니다. 열량 섭취에 어마어마한 영향을 끼칠 것입니다."

그럼 맥그리거 교수가 제안하는 우리가 할 일은 무엇일까?

"섭취 열량, 소금 섭취량과 포화지방 섭취량을 줄여야 합니다. 나는 절대 설탕을 먹지 않고 즐기지도 않아요. 영향력이 강한 식품업계를 없애는 건 불가능합니다. 그러니 식품업계가 판매하는 그 끔찍한 식품들을 건강하게 변화시켜야죠. 그게 우리의 목표입니다."

대형 식품기업들을 대상으로 한 또 다른 목표는 제품 성분을 분명하게 밝히도록 하는 것이다. 대다수 사람들은 샐러드드레싱, 수프, 파스타소스 등에 설탕이 들어가는 줄 전혀 모른다. 오랫동안 정확한 정보가 제공되지 않았다. 심지어 국가보건서비스조차 혼란스럽고 무책임한 조언을 해왔다. 2014년 3월, 국가보건서비스의 잘 살기Live Well 웹사이트에는 '균형 잡힌 식단'이라는 정보 페이지가 있는데 설탕에 대한 다음과 같은 웃긴 조언을 싣고 있다.

'페이스트리 대신 건포도 빵을 드세요.'

건과일이 들어가고 달콤하고 끈적거리는 글레이즈를 바른 흰 빵이 건강한 대안이 되기는 힘들다는 데 대부분 동의할 거다.

우리가 해온 설탕 이야기를 정리해보자. 세계보건기구의 기준은 식품 완제품에 추가된 설탕, 흔히들 말하는 '공허한 칼로리'에 집중하고 있다. 이는 최악의 부류로 많은 사람들이 미처 존재 여부를 알지도 못하고 먹는 설탕이다. 반조리 즉석식품, 공산품 과자와 케이크, 탄산음

료, 가공육, 칩, 소스, 빵, 무슬리 바, 건강 시리얼류(가미된 인스턴트 오
트밀 포리지 등), 샐러드드레싱, 콜슬로와 수프에 몰래 숨어들어가 있는
설탕 말이다. 프로즌 요거트, 시리얼, 맛 첨가 요거트, 심지어 슬림 패
스트처럼 체중 감량 전문 브랜드의 셰이크 캔 제품 같은 저지방이나
무지방 다이어트 상품에조차 설탕이 최대 5.5작은술까지 함유되어 있
다. 제품의 성분 목록에서 '-오스'나 '시럽'으로 끝나는 것은 다 당이
라고 볼 수 있다. 직접 요리에 넣는 설탕 역시 섭취량에 포함되지만 이
런 경우엔 얼마나 넣는지 알고 있기에 줄이기가 쉽다. 갈색설탕이나
비정제설탕은 공장에서 가공을 약간 덜 거쳤을 뿐 체내에서 일어나는
반응은 백설탕과 마찬가지다. 음식이나 음료에 대신 시나몬가루를 써
보자.

혼란스러워지기 시작하는 대목은 꿀, 아가베시럽, 메이플시럽 등에
서부터다. 이들도 설탕만큼 몸에 나쁠까? 나는 건강업계 전문가들과
저설탕 운동에 관심 있는 언론인들과의 최근 조찬 자리에서 이 문제
로 열띤 토론을 벌였다. 많은 이들이 아가베시럽, 꿀, 메이플시럽은 뭔
가 설탕보다 나으니까 음식에 사용해도 괜찮다고 믿고 있다. 나는 그
게 설탕보다 크게 낫지 않다고 분명히 말한다.

간단하게 말하자면 우리 몸은 메이플시럽, 꿀, 아가베시럽에도 다른
단것을 섭취했을 때와 거의 같은 방식으로 반응한다. 이런 상품 중 많
은 수가 그래뉼 설탕(이중 일부는 '원당原糖' 또는 '비정제설탕'이라고 상표에
쓰여 있다)보다 덜 정제되긴 했으나 그렇지 않은 것도 많고, 설령 그렇
다 해도 체내에서 그래뉼 설탕과 같은 방식으로 혈당치를 급상승시킨

다. 천연당이 약간의 미네랄을 함유하고 있는 건 사실이지만(꿀을 예로 들어보자면 천연 소독약이며 니아신, 리보플라빈, 티아민 그리고 비타민 B6 등을 함유하고 있다) 꿀의 전체 함량 중 겨우 2퍼센트를 차지할 뿐이니 일부에서 주장하는 것만큼 건강하지 않다. 55퍼센트의 과당(과당은 간에서 직접 처리되어 과하게 먹을 경우 비만과 심장 문제를 야기한다)과 비교해보면 정말 많은 비중이 아니다. '천연', '몸에 좋은'이란 말 때문에 이런 설탕 대체제를 낫게 여기는데 그래뉼 설탕도 사탕무와 사탕수수에서 나오니 역시 '천연'이다. 설탕을 줄이려면 꿀, 아가베시럽, 메이플시럽도 제한해야 한다. 혈당을 급상승시킬 뿐만 아니라 단것에 길든 입맛이 유지된다. 나는 피할 수 없는 경우거나 아주 가끔 간식을 먹을 때, 저녁 초대 손님들을 위해 디저트를 만들 때 외에는 아예 먹지 않으려 애쓴다.

그리고 우리가 먹는 자연 식품에 함유된 당이 있다. 새로운 권고안에서 세계보건기구는 생과일에 당이 있기는 하지만 풍부한 비타민, 미네랄, 섬유질이 그 단점을 상쇄한다고 했다. 하지만 나는 과일을 정말 어쩌다 한 번 정도만 먹는다. 사람들에게 그렇게 말하면 종종 경멸과 어이없어하는 반응이 나오지만, 나는 괴혈병에 걸리지 않았고 과일을 끊은 이후 감기에 걸리지도 않았으니 잘하고 있다고 본다. 저설탕 생활 실천자 중에는 과일을 안 먹는 사람이 흔하다. 내가 이 책과 관련 주제의 기사를 위해 인터뷰했던 많은 전문가들 역시 안 먹는다.

"어느 종류의 당이 뭔가 다른 종류보다 '낫다'고 여기는 것은 영국과 미국에서 느끼는 심리적인 허상이죠. 예를 들어 머랭 과자를 먹을 수 있는데 참고 대신 딸기만 먹었다면 상당히 우쭐해할 겁니다. 하지만 실제로는 딸기 선택도 그렇게 뛰어나진 않고 머랭보다 나을 뿐이죠. 이건 와인 반병을 마시고 운전하다가 교통경찰에게 걸렸을 때 '두 병을 마실 수도 있었는데 반병밖에 안 마셨어요'라고 말하는 거와 마찬가지예요. 제한을 넘은 건 같습니다. 과당자연적으로 생성되기도 하고 제품에 더해지기도 하는 과일의 당은 간에서 처리되는데 너무 많이 먹을 경우 포도당신생합성gluconeogenesis이라는 과정을 통해 간에서 포도당을 만들어내게 됩니다. 새로운 포도당 형성이죠. 비록 과당이 혈당에 직접적으로 영향을 미치진 않더라도 겨우 한 단계 더 거칠 뿐으로 결과는 거의 똑같습니다."

이안 마버의 말이다. 물론 농산물에서 비타민, 미네랄, 섬유질을 얻는 것 역시 중요하다. 채소와 내가 저설탕 과일이라고 부르는 짙은 색 베리블랙베리, 블루베리, 라즈베리의 섭취량을 상당량 늘리지 않고 그냥 과일 섭취량만 줄여서는 안 된다. 이건 절대적이다. 당에 관해서는 모든 과일이 똑같은 게 아니다. 파인애플, 복숭아, 바나나, 사과, 배 등 혈당 급상승을 유발시키는 최악의 범인들에 비해 짙은 색 베리류는 혈당에 크게 영향을 주지 않는다. 과일 끊기가 너무 어렵게 들린다면 줄이기라도 해보자. 또 당이 낮은 과일을 먹는다. 그러면 섭취하는 당에 대한 신체 반응을 완화시킬 수 있다.

채소도 비슷하게 탄수화물이 많은 것과 없는 것(탄수화물이 많은 채소는 없는 것보다 혈당치를 더 올라가게 한다)으로 나눠진다. 나는 감자만 제외하고 두 종류를 다 먹는 편이다(감자는 그보다 GI지수가 낮은 고구마로 대체했다).

마지막으로 체내에서 당으로 변하는 식품이 있다. 이들은 입에서 꼭 단맛이 나는 건 아니라서 맛으로 구분하긴 어렵다. 익숙해질 때까지 GI지수가 표시된 식품표를 온라인에서 찾거나 스마트폰 앱을 내려 받아 참고하자. GI지수가 높으면, 즉 파스타, 흰쌀밥, 빵 등은 섭취했을 때 빠르게 우리 몸에서 당으로 전환된다. 에너지를 장기적으로 확보하고 혈당치의 오르내림을 적게 하며 더 오랫동안 포만감을 유지하려면 GI지수가 낮은 현미, 렌틸콩, 콩류, 퀴노아, 아마란스, 스펠트밀, 메밀 등의 통곡식류를 섭취하는 게 낫다.

얼마나 굳게 결심을 하든 결국은 단것을 먹게 될 텐데 그때 곁들여 먹는 게 중요해진다. 신체는 단백질과 지방을 함께 먹을 때 당을 제일 잘 처리한다. 포리지에 블루베리와 견과류 약간을 곁들여 먹으면 당의 체내 흡수를 늦추고 혈당치의 상승과 하강을 최소화할 수 있다. 빈속에 단것을 먹지 않는 게 좋은 이유이기도 하다.

한 번에 실천하기에 너무 과하게 여겨진다면 조금씩 줄여나가자. 가당부터 다 제거하는 것으로 시작한다. 즉석식품류, 과자와 케이크, 무슬리 바, 탄산음료 등의 가공식품과 그 밖에 끼니 외에 먹는 것들을 치워버리자. 인공감미료를 쓴 '저설탕'이나 '무설탕' 제품 역시 버려야 한다. 꿀, 아가베시럽, 메이플시럽과 다른 대체품들도 마찬가지다. 커피나 차에 설탕이나 감미료를 넣어 마셨다면 앞으로는 그만두자. 이런 것들을 해결하고 나면 GI지수가 높은 식품인 빵, 파스타, 흰밥 등을 줄이자. 서두를 필요는 없다. 원한다면 몇 주에 걸쳐 천천히 해도 된다.

중요한 점은 실천이다. 당신의 몸이 고마워할 것이다.

"설탕을 많이 섭취하는 고객들은 늘 피곤해하시죠. 에너지가 딸리는 거예요. 흡수 비율이 달라 설탕을 많이 먹는 사람이 꼭 과체중은 아니지만 그렇다고 몸 안의 상태까지 멀쩡하단 얘기는 아니죠. 설탕은 체내에 염증 환경을 조성하고 염증은 질병과 연결됩니다. 보디즘 설립자 제임스 듀이건은 '인생은 짧다, 하지만 또한 정말 길다'고 했지요. 웃기게 들린다는 건 알지만 저 말은 우리가 이 지상에서 한 80년은 산다는 뜻이에요. 80년은 피곤하고 몸이 안 좋은 채 살아가기엔 긴 시간이니 이제부터 자기 몸을 챙겨야죠."

보디즘의 트레이너 리 멀린스의 말이다.

설탕을 끊으면 몸과 정신이 즉시 개선된다는 건 다들 아는 바이다. 하지만 얼굴은 어떻게 하면 좋을까?

"오늘날의 젊은 여성들은 나이 든 여성보다 더 심하게 노화되고 있어요. 흡연과 태양으로 인한 손상도 물론 있지만 상당 부분은 액상과당 같은 것들이 든 식품을 먹고 자라지 않은 이전 세대들보다 훨씬 높은 당도에 노출되어 있기 때문입니다. 대다수 가공식품은 쓰레기 같은 것들로 가득하죠. 이전 세대는 훨씬 건강한 식단을 유지했고 먹는 것의 영향은 얼굴에 나타납니다. 패스트푸드를 먹고, 빠르게 살고, 힘든 일은 하지 않죠. 당연히 몸이나 피부에 좋지 않습니다. 난 그냥 미용 전문의가 아니라 고향 브라질에서는 응급실 의사였고 예방의학 대학원 과정도 마쳤어요. 안 아플 수 있는 비법을 미세분자 단위에서 찾는데 큰 관심이 있죠. 열량을 제한하면 당화반응이 감소되어 생명을 연장시킨다는 연구가 많습니다. 염증을 최소화하는 것은 피부에만 중요한 게 아니라 건강에도 마찬가지예요."

앞서 언급한 피부과 전문의 미카 엥겔의 말이다. 식단을 바꾸면 피부뿐만 아니라 그 외 부수적인 효과도 짭짤하다. 하지만 섭취한 식품에 의한 손상을 바로잡는 게 화장품업계의 차세대 인기상품이 될 것은 분명하다. 높은 평가를 받는 클리니컬 스킨케어 브랜드 스킨수티컬즈가 가장 먼저 나서서 칙칙하고 당화반응으로 조기 노화된 피부를 위한 제품을 출시하여, 3개월에 걸친 개별 임상시험에서 좋은 반응을 받았다. 그들의 A. G. E 인터럽터 크림은 '최종 당화산물로 잃어버린 탄력과 유연성을 복구시켜주기 위해' 만들어졌다. 제품 용기 뒷면에는 '당화반응은 여분의 당 분자가 콜라겐과 탄력소에 달라붙어 A. G. E<sup>최종 당화산물</sup>라는 화학적 반응을 일으킴으로써 생성됩니다. 이 반응은 섬유소의 재생 능력을 감소시켜 피부에 심한 주름이 생깁니다'라고 쓰여 있다.

훌륭하게 들리지만 한 통<sup>약 3개월 사용분</sup>에 143파운드<sup>약 25만 원</sup>나 하니 그럴 만하다. 너무 비싸므로 미카가 한 이 말부터 실천해보자.

"식단을 바꾸면 여드름을 크게 개선시킬 수 있습니다. 설탕 같은 염증 유발 식품을 먹지 않기만 해도 피부가 완전히 다시 태어날 수 있어요. 엄청난 효과가 있죠."

내가 바로 그 증거다. 하지만 한 가지는 분명히 해두자. 그게 만병통치약은 아니다. 나는 여전히 이따금 뾰루지가 나고 지금도 바로 턱 한가운데에 하나 있다. 또 막대처럼 비쩍 마른 몸도 아니라 12사이즈, 어떤 옷은 10사이즈를 입는 정도다. 하지만 이전에 비하면 완전히 딴사람이다.

어젯밤 침대에 누워 내가 예전처럼 먹고 마셨다면 지금 내 삶은 어땠을까 생각해봤다. 어떤 모습일까? 배리와의 이별, 사직, 이사 같은 스트레스 상황을 어떻게 극복했을까? 아직도 애초에 문제가 발생한 원인은 해결해주지 못하는 피부 관리 요법에다가 엄청난 돈을 쏟아붓고 있을까? 여전히 헬스클럽으로 달려가 러닝머신에서 뛰고 그 직후 과일 요거트나 스무디로 스스로에게 상을 주고선 왜 살이 안 빠질까 의아해하고 있을까? 예전의 극단적으로 들떴다 처졌다 했던 감정 변화는 극복했을까, 아니면 여전히 다른 것을 탓하고 있을까?

여러분도 저설탕 생활을 한번 시도해보라. 어떤 기분인지 느껴보자. 가끔 힘들 수도 있겠지만 여러분에겐 그걸 실천할 지식이 있고 준비가 되어 있다.

처음에는 식단에 필요한 별난 식품(퀴노아나 코코넛오일 같은 것은 이미 대형마트에서도 건강제품이라며 팔고 있지만)들을 구하는 게 좀 수고스러울 수 있지만 건강, 정신, 외모를 위해 그럴 만한 가치가 있다.

지난 2년 동안 내 삶이 얼마나 달라졌는지는 아무리 강조해도 모자라다. 누군가 2012년의 나에게 건강해지는 방법에 대한 책을 쓰게 될 거라고 말했다면 나는 면전에 대고 웃었을 것이다. 사람들은 저설탕 생활이 힘들다고 하고 얼마간은 그 말이 맞다. 하지만 토요일이면 울워스 매장 여권사진 촬영 부스에 숨어 돈 안 내고 사탕을 우적우적 먹던 어린애, 대다수 토요일마다 맥도날드 밀크셰이크를 마시고 입가심

으로 그 뻑뻑한 포도당 사탕을 먹던 10대, 대학 기숙사 방 침대에서
눈도 뜨기 전 초콜릿 비스킷으로 손을 뻗던 여자였던 내가 할 수 있다
면 누구든 가능하다.

# 나는 설탕 없이 살기로 했다

1판 1쇄 발행 2016년 1월 8일
1판 3쇄 발행 2016년 5월 12일

지은이 니콜 모브레이
옮긴이 박미영
펴낸이 고영수

경영기획 고병욱  기획편집 장선희 양춘미 이새봄
마케팅 이일권 이석원  홍보 김재욱 이봄이  디자인 공희 진미나
제작 김기창  관리 주동은 조재언 신현민  총무 문준기 노재경 송민진

펴낸곳 청림Life  출판등록 제2010-000315호
주소 06048 서울시 강남구 도산대로38길 11(논현동 63)
    10881 경기도 파주시 회동길 173(문발동 518-6) 청림아트스페이스
전화 02)546-4341  팩스 02)546-8053
홈페이지 www.chungrim.com  이메일 life@chungrim.com
블로그 cr_life.blog.me  페이스북 www.facebook.com/chungrimlife
트위터 @chungrimlife

ISBN 978-89-97195-72-5 (13510)

• 책값은 뒤표지에 있습니다. 잘못된 책은 바꾸어 드립니다.
• 청림Life는 청림출판㈜의 논픽션·실용도서 전문 브랜드입니다.

이 도서의 국립중앙도서관 출판예정도서목록(CIP)은 서지정보유통지원시스템 홈페이지(http://seoji.nl.go.kr)와
국가자료공동목록시스템(http://www.nl.go.kr/kolisnet)에서 이용하실 수 있습니다.(CIP제어번호: CIP2015029985)

SWEET NOTHING